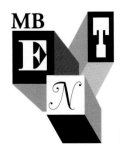

編集企画にあたって……

　2019年末に中国湖北省武漢市の海鮮市場での病因不明の肺炎の集団発生が報じられたことを，読者の先生はどのように記憶されていますでしょうか？昨日のことのように思うのか，それとも遙か昔のことのように思うのか．WHOにより新型コロナウイルス感染症（COVID-19）と命名された本疾患は，2020年初旬には瞬く間に全世界中をパンデミックの渦に巻き込み，当初「対岸の火事」であった我が国でも4月7日に緊急事態宣言が発令される事態に至りました．その後も感染の波を繰り返し，2022年11月3日現在，我が国では46,850人がこの疾患により亡くなっています．

　耳鼻咽喉科は初療から後遺症まで，COVID-19の対応に迫られ，翻弄されてきました．短期間に変異を繰り返すのがこのウイルスの特徴です．デルタ株までの流行は，嗅覚・味覚障害が特異的な症状であることから，嗅覚・味覚障害への対応に追われました．一方で，その他の上気道炎症状は非特異的なウイルス性咽喉頭炎の所見を呈するのみでしたが，オミクロン株の出現以降，高度な咽喉頭炎への対応に迫られる場面が増えています．一つの疾患が月単位で，このように大きく病態を変えることは，この1世紀の耳鼻咽喉科学の歴史のなかでも経験したことのないことでした．私達の診療の根幹をなしてきた「科学的根拠に基づく医療（Evidence based medicine；EBM）」の最も大きな要素でなる「エビデンス」がないなかで，リアルタイムで大量の「エビデンス」が作られる過程をアップデートしなければならない日々に，疲労感を感じていらっしゃる方も多いのではないかと思います．

　いまだエビデンスを構築中の本疾患の大きな特徴の一つに，感染性が消失し，発熱などの急性期の症状が回復してから3ヶ月が経過しても，1/3程度の患者さんに後遺症が出現することがあります．そこで，本号では，耳鼻咽喉科領域における「コロナ後遺症」を特集しました．「コロナ後遺症」の総論的な内容から，SARS-CoV-2の病原性に起因した嗅覚・味覚障害や呼吸器症状，めまいや中枢神経症状，コロナ治療の後遺症としての気管切開管理や嚥下障害，さらに本邦でコロナ後遺症の治療として再注目を浴びている鼻咽腔治療について，「コロナ後遺症」第一線で治療にあたられている先生方に執筆をお願いしました．この場を借りて，御礼を申し上げます．

　COVID-19の後遺症に苦しむ目の前の患者さんを「どう診て」「どう治す」か，本号が皆様の日常の診療のお役に立てれば，何よりもの喜びです．

2022年11月

木村百合香

KEY WORDS INDEX

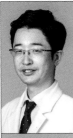

有泉 陽介
（ありいずみ ようすけ）

2002年	東京医科歯科大学卒業 同大学耳鼻咽喉科・頭頸部外科入局
2004年	埼玉県立がんセンター頭頸部外科
2006年	東京医科歯科大学耳鼻咽喉科
2010年	同大学頭頸部外科，助教
2012年	青梅市立総合病院耳鼻咽喉科・頭頸部外科
2016年	東京医科歯科大学頭頸部外科，講師

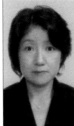

杉浦 むつみ
（すぎうら むつみ）

1990年	日本大学卒業
1990年	駿河台日本大学病院 日本大学板橋病院
1993年	東部地域病院
1994年	日本大学板橋病院
1996年	大宮赤十字病院（現，さいたま赤十字病院）
1997年	東京都老人医療センター（現，東京都健康長寿医療センター）
2005年	久我クリニック
2005〜	大久野病院非常勤
2009〜21年	東京都健康長寿医療センター非常勤

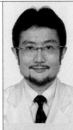

野村 泰之
（のむら やすゆき）

1992年	日本大学医学部卒業 同耳鼻咽喉科入局
2002〜04年	アメリカ航空宇宙局（NASA）生命科学研究所研究員
2012年	日本大学医学部耳鼻咽喉・頭頸部外科学分野，診療准教授

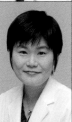

上羽 瑠美
（うえは るみ）

2003年	奈良県立医科大学卒業 東京大学耳鼻咽喉科入局
2005年	NTT東日本関東病院耳鼻咽喉科
2007年	東京都立神経病院神経耳科
2008年	亀田総合病院耳鼻咽喉科
2010年	東京大学耳鼻咽喉科，特任臨床医
2012年	米国University of Michigan留学 東京大学耳鼻咽喉科，助教
2018年1〜3月	米国University of California Davis留学
2019年	東京大学耳鼻咽喉科，特任講師
2021年	同大学摂食嚥下センターセンター長，准教授

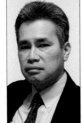

髙尾 昌樹
（たかお まさき）

1990年	慶應義塾大学卒業
1994年	同大学医学部，助手（専修医）（内科学，神経内科）
1999年	米国インディアナ大学リサーチフェロー
2002年	慶應義塾大学，助手（医学部内科学）
2005年	財団法人脳血管研究所美原記念病院，部長（神経内科）
2007年	財団法人脳血管研究所，講師
2013年	東京都健康長寿医療センター，研究部長
2015年	埼玉医科大学国際医療センター神経内科・脳卒中内科，教授・診療部長
2020年	国立研究開発法人国立精神・神経医療研究センター病院，臨床検査部長
2021年	同病院臨床検査部・総合内科，部長

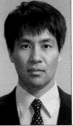

森岡 慎一郎
（もりおか しんいちろう）

2005年	浜松医科大学卒業 静岡赤十字病院初期臨床研修医
2007年	聖隷浜松病院呼吸器内科
2013年	静岡県立静岡がんセンター感染症内科専修医
2015年	在沖縄米国海軍病院日本人インターン（チーフ）
2017年	国立国際医療研究センター病院国際感染症センター
2021年	同センター国際感染症対策室，医長

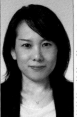

荻野 枝里子
（おぎの えりこ）

1999年	滋賀医科大学卒業 東京医科歯科大学耳鼻咽喉科・頭頸部外科入局
2003年	京都大学耳鼻咽喉科・頭頸部外科
2007年	三菱京都病院耳鼻咽喉科
2009年	京都大学耳鼻咽喉科・頭頸部外科
2012年	京都通信病院耳鼻咽喉科
2014年	ひろしば耳鼻咽喉科
2019年	京都駅前耳鼻咽喉科アレルギー科クリニック，院長

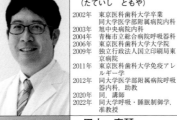

立石 知也
（たていし ともや）

2002年	東京医科歯科大学卒業 同大学医学部附属病院内科
2003年	旭中央病院内科
2004年	青梅市立総合病院呼吸器科
2006年	東京医科歯科大学大学院
2009年	独立行政法人国立印刷局東京病院
2011年	東京医科歯科大学免疫アレルギー学
2012年	同大学医学部附属病院呼吸器内科，助教
2020年	同，講師
2022年	同大学呼吸・睡眠制御学，准教授

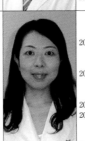

木村 百合香
（きむら ゆりか）

1998年	東京医科歯科大学卒業 同大学医学部附属病院，研修医
1999年	東京都立大久保病院耳鼻咽喉科
2002年	蓮田病院耳鼻咽喉科
2003年	東京都老人医療センター耳鼻咽喉科
2010年	東京都健康長寿医療センター耳鼻咽喉科，医長
2015年	昭和大学医学部耳鼻咽喉科学講座，准教授
2017年	東京都保健医療公社荏原病院（現，東京都立荏原病院）耳鼻咽喉科，医長

田中 真琴
（たなか まこと）

2002年	日本大学卒業 同大学医学部耳鼻咽喉・頭頸部外科学分野入局
2008年	同大学医学部耳鼻咽喉・頭頸部外科学分野，助手
2014年	同，助教
2021年	東京都立広尾病院耳鼻咽喉科，医長

WRITERS FILE ライターズファイル（50音順）

CONTENTS

耳鼻咽喉科領域におけるコロナ後遺症
—どう診る，どう治す—

編集企画／木村百合香
東京都立荏原病院医長

Monthly Book ENTONI　No. 278/2022. 12　目次

編集主幹／曾根三千彦　香取幸夫

【ENTONI®（エントーニ）】
ENTONIとは「ENT」（英語の ear, nose and throat：耳鼻咽喉科）にイタリア語の接尾辞 ONE の複数形を表す ONI をつけ，耳鼻咽喉科領域を専門とする人々を示す造語．

Monthly Book
ENTONI
エントーニ
No.276

最新増大号！

MB ENTONI No.276　2022年10月　増大号
192頁　定価 5,280円（本体 4,800円＋税）

耳鼻咽喉科頭頸部外科
見逃してはいけないこの疾患

編集企画　金沢大学教授　吉崎智一

見逃してはならないポイント、見逃さないための必要な知識・適切な判断など、経験豊富な執筆陣により症例を提示しながら解説。実際の外来で患者を目の前にした耳鼻咽喉科医が的確な診療を行うための必携の特集号。

☆CONTENTS☆

←詳しくはこちらを check！

全日本病院出版会　〒113-0033 東京都文京区本郷 3-16-4　Tel：03-5689-5989
www.zenniti.com　　　　　　　　　　　　　　　　　　　　Fax：03-5689-8030

MB ENT, 278 : 1-7, 2022

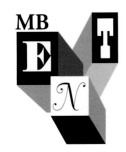

◆特集・耳鼻咽喉科領域におけるコロナ後遺症—どう診る，どう治す—

COVID-19 罹患後の後遺症について

森岡慎一郎*

Abstract 新型コロナウイルス感染症の後遺症に関して，世界中から知見が集積されその疫学が明確になってきた．さらに，重症度別の後遺症患者の頻度，症状の遷延期間，後遺症発症と関連する要因が明らかになってきた．2021 年 12 月より本邦でも流行を認めるオミクロン株に関しては，それまでの株と比較して後遺症の頻度が低い可能性があることが報告された．また，病態解明に関しても仮説レベルでの検証作業が進んでおり，今後の治療薬開発が期待される．新型コロナウイルスワクチンを 2 回接種することで，新型コロナウイルス感染症罹患後に症状が 28 日間以上遷延しにくくなることが明らかになった．よって，発症予防や重症化予防という観点だけではなく，遷延症状の出現予防という観点からも，新型コロナウイルスワクチン接種は重要であると考えられる．

Key words 新型コロナウイルス感染症(coronavirus disease 2019 : COVID-19)，オミクロン(omicron)，コロナ後遺症(post COVID-19 condition, long COVID)

はじめに

これまでにエボラウイルス病やデング熱といったウイルス性疾患でも後遺症があることが知られているが[1][2]，新型コロナウイルス感染症(coronavirus disease 2019 : COVID-19)にも後遺症(以下，コロナ後遺症)があることがわかってきた．2020 年 7 月頃より欧米から疫学報告が散見された[3][4]．その後，本邦からは国立国際医療研究センターや和歌山県からコロナ後遺症の疫学が報告された[5][6]．これらの疫学情報などをもとに，本稿では 2022 年 5 月段階でコロナ後遺症に関してわかっていること，いまだ明確になっていないことを記載する．

コロナ後遺症の疫学報告

1．厚生労働省研究班からの報告

厚生労働科学特別研究事業において，3 つの実態調査研究結果が報告されている[7]．COVID-19後遺障害に関する実態調査(中等症以上を対象)では，2020 年 9 月～2021 年 5 月に COVID-19 で入院した 967 人の患者のうち，退院から 3 か月以上経過した 512 人を対象として解析を行った．退院3 か月後の肺 CT 画像所見では，54%にすりガラス影や索状影などの異常影がみられた．呼吸機能低下の遷延の程度は重症度に依存し，肺拡散能が障害されやすい傾向があった．発症急性期に多い症状と 3 か月後に多い症状は傾向が異なり，遷延症状のうち筋力低下と息苦しさは明確に重症度に依存していた．

COVID-19 の長期合併症の実態把握と病態生理解明に向けた基盤研究では，2020 年 1 月～2021 年2 月に COVID-19 PCR もしくは抗原検査陽性で入院した 525 例を対象に，関連する診療科の専門家の意見を統合した症状に対する問診項目を網羅的に作成し，研究対象者から自覚症状について回答を得た．遷延する症状が 1 つでも存在すると，健康に関連した QOL は低下し，不安や抑うつ，

* Morioka Shinichiro, 〒162-8655 東京都新宿区戸山 1-21-1　国立国際医療研究センター病院国際感染症センター国際感染症対策室，医長

およびCOVID-19に対する恐怖の傾向は強まり，睡眠障害を自覚することが明らかになった．遷延する症状の有無にかかわらず，診断6か月後のアンケート結果から，約8割の患者は罹患前の健康状態に戻ったと自覚していた．

COVID-19による嗅覚，味覚障害の機序と疫学，予後の解明に資する研究では，病院入院中，ホテル療養中の無症状・軽症・中等症のCOVID-19患者251人を対象として，嗅覚・味覚の自覚症状やQOLの変化について退院1か月後にアンケート調査を実施した．その結果，入院・療養中に味覚障害のみがある患者は4%と少なかった．嗅覚障害を自覚する患者の多くが嗅覚検査でも正常値以下を示したが，味覚障害を自覚する例の多くで味覚検査は正常であった．このことから，多くの味覚障害例は嗅覚障害に伴う風味障害の可能性が高いと考えられた．退院1か月後までの改善率は嗅覚障害が60%，味覚障害が84%であり，海外の報告ともほぼ一致した．嗅覚障害，味覚障害の症状はコロナウイルス感染症の治癒に伴い，大凡の人で早急に消失すると考えられた．また，QOLの変化については，食事が楽しめなくなったことなどに嗅覚・味覚障害と強い相関を認めた．

2．国立国際医療研究センターからの報告

2020年2月～2021年3月にかけて国立国際医療研究センター病院のCOVID-19回復者血漿事業スクリーニングに参加した患者を対象として，2021年4月にアンケート調査を行った．調査項目は，患者背景，COVID-19急性期の重症度や治療内容，遷延症状の各症状の有無とその遷延期間であった．526人の対象者のうち，457人から回答を得た（回収率86.9%）．回答者の年齢の中央値は47歳，231人（50.5%）が女性，何らかの基礎疾患を有したのは212人（46.4%），欠損値9人を除いた448人のうち，重症度は軽症が378人（84.4%），中等症が57人（12.7%），重症が13人（2.9%）であり，多くが軽症者であった．また，発症日からアンケート調査日までの期間の中央値は248.5日であった．

COVID-19の各症状は，① 急性期症状（1か月以内に治まる症状）：発熱，頭痛，食欲低下，関節痛，咽頭痛，筋肉痛，下痢，喀痰，② 急性期から遷延する症状（1か月以上遷延する症状）：倦怠感，味覚障害，嗅覚障害，咳嗽，呼吸困難，③ 回復後に出現する症状：脱毛，集中力低下，記銘力障害，うつに分類された．②と③に関して，発症時もしくは診断時からの日数と各症状を有する患者の割合を図1，2に示す．図3は発症時もしくは診断時からの日数と何らかの症状が残る患者の割合を表したものである．発症時もしくは診断時から6か月経過時点で120人（26.3%）に，12か月経過時点で40人（8.8%）に何らかの症状を認めた．解析方法から，12か月経過時点での8.8%という数字は，過小評価している可能性があった．

次に，倦怠感，嗅覚・味覚障害，脱毛に関して，その出現リスクと遷延リスクを解析した．男性と比較して女性ほど倦怠感，嗅覚・味覚障害，脱毛が出現しやすく，味覚障害が遷延しやすいことがわかった．女性であることがコロナ後遺症のリスク因子であることは，先行研究と同様の結果であった[8)9)]．また，女性であることに加え，若年者，やせ型であるほど嗅覚・味覚障害が出現しやすいことがわかった．抗ウイルス薬やステロイドなどの急性期治療の有無と遷延症状の出現に関しては，明確な相関を認めなかった．よって，今回の研究結果からは抗ウイルス薬やステロイドなどの急性期治療がCOVID-19遷延症状の出現予防に寄与しないことが明らかになった．

何らかのコロナ後遺症のある患者ではQOLが低下することも明らかになり，このことは社会の生産性低下につながる可能性がある．今後はこのような社会的インパクトに関しても定量化していく必要があると考えられる[10)]．

2022年5月にオミクロン株は，それ以前の株よりも後遺症の頻度が低い傾向があるという報告が出た[11)]．2021年12月～2022年1月に国立国際医療研究センター病院に入院したオミクロン株感染者53人と，2020年2月～2021年12月にCOVID-19

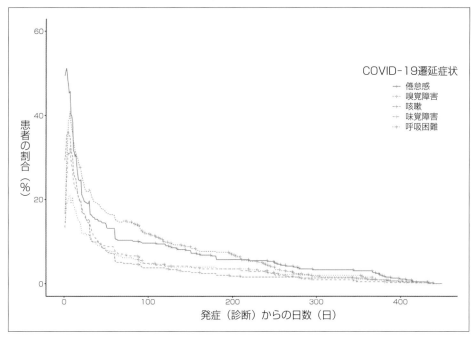

図 1. 発症(診断)からの日数と急性期から遷延症状を有する患者の割合

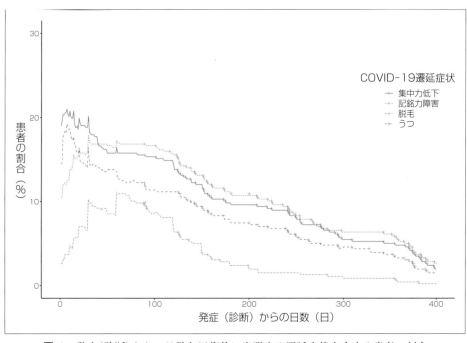

図 2. 発症(診断)からの日数と回復後に出現する遷延症状を有する患者の割合

回復者血漿事業に参加した 502 人を対象として, 後遺症の頻度に影響し得る年齢, 性別, body mas index, ワクチン接種歴を揃え, 後遺症の頻度を比較した. その結果, 何らかの後遺症を認めたのは, オミクロン群で 18 人中 1 人, 対照群で 18 人中 10 人(P = 0.003)であり, オミクロン群で有意に後遺

症の頻度が低いという結果であった.

3. 中国武漢コホート研究

1,733 人の退院患者を対象とした中国からのコホート研究では, 発症から約 6 か月経過しても 76%の患者に何らかの後遺症を認めた[9]. 頻度の高い症状としては, 倦怠感や筋力低下(63%), 睡

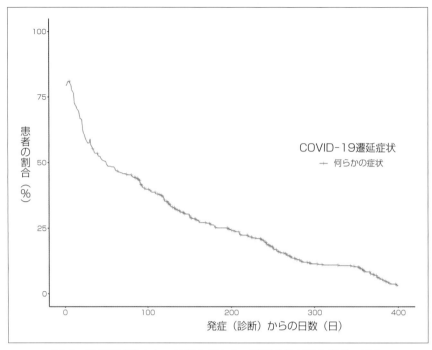

図 3. 発症(診断)からの日数と何らかの遷延症状が残る患者の割合

眠障害(26%)，脱毛(22%)，嗅覚障害(11%)であった．また，このコホートの追跡調査では，発症から12か月後でも49%の患者に何らかの後遺症を認めた[12]．また，男性と比較して女性のほうが倦怠感や筋力低下(OR 1.43, 1.04-1.96)，不安障害やうつ(OR 2.00, 1.48-2.69)，呼吸機能検査での拡散能障害(OR 2.97, 1.50-5.88)を認めやすいことが明らかになった．社会的な観点からは，もともと仕事をしていた479人のうち422人(88%)が12か月後には元の職に復職していた．復職できなかった57人のうち，18名(32%)は身体機能の低下のために復職できず，10人(18%)は解雇されていた．

2020年1～3月までに武漢市で入院加療を受けた重症患者83人を対象とした前向き研究では，退院後経時的に6分間歩行試験，呼吸機能検査での肺拡散能の改善を認めた．また，自覚的な呼吸苦に関してはmMRCスコアを用いて定量化したところ，「激しい運動をした時にだけ息切れを認める」とするスコア0の患者の割合は，退院3か月後では19%であったが，6か月後に70%，9か月後に88%，12か月後には95%と増加傾向であった．このことから，呼吸機能検査の改善とともに

自覚的な呼吸苦も経時的に改善することが明らかとなった．

コロナ後遺症の定義

現段階では，世界的に統一されたコロナ後遺症の定義はない．英国の National Institute for Health and Care Excellence(NICE)は，症状の持続期間によって① acute COVID-19：発症から4週間以内，② ongoing symptomatic COVID-19：発症から4～12週間，③ post-COVID-19 syndrome：発症から12週以降の3つに分類した[13]．また，米国疾病予防管理センター(CDC)は，4週間以上続く症状を post-COVID conditions と呼ぶことを提案した[14]．一方で，2021年10月には世界保健機関(World Health Organization：WHO)からコロナ後遺症(post COVID-19 condition)の定義が発表された．ここでは，発症から3か月の間に2か月以上続く症状があり，他の疾患で説明がつかないものと定義された[15]．デルファイ法を用いて広く意見を集め，医療者だけではなく，COVID-19患者や感染した医療者なども参加していた．上記のように，現段階では複数のコロナ後遺症の定義が存在するが，研究などの観点からも

今後は統一していくことが望ましいだろう.

コロナ後遺症の病態や原因

世界中でコロナ後遺症に関する研究が行われ, 2021 年 11 月時点では米国で約 1,300 億円, 英国で約 30 億円を投資したが[16], まだ病態や原因は明確になっていない. 病態に関しては, 英国の国立衛生研究所(National Institute for Health Research)がコロナ後遺症を long COVID と呼び, 「急性期症状の遷延」「ウイルス感染後疲労症候群(post-viral fatigue syndrome)」「集中治療後症候群(post intensive care syndrome：PICS)」「心臓や脳への影響」の 4 つの病態が複雑に絡み合ったものと定義づけている.

コロナ後遺症の原因に関してはいくつかの仮説が提唱されている[17]. COVID-19 はスパイクと呼ばれる突起が ACE2 受容体に結合することで細胞内に直接侵入・増殖し, 組織を障害する. ACE2 は肺, 脳, 鼻や口腔粘膜, 心臓, 血管内皮, 小腸に存在するため, 後遺症として多様な症状を呈する可能性があると指摘されている[18]. その他の仮説として, サイトカインストームの影響[19], 活動性ウイルスそのものの影響[1], 抗体が少ないことによる不十分な免疫応答[20]などが挙げられている. 最近はコロナ後遺症と自己免疫の関連性に関する報告が散見され, 発症から 12 か月後に神経認知症状が残る患者は, それが残らない患者と比較して, 抗核抗体が 160 倍以上である傾向があった[21].

コロナ後遺症の予防, コロナワクチン

コロナワクチンを 2 回接種していた人は, 1 度も接種していなかった人と比較し, COVID-19 罹患後に症状が 28 日間以上遷延しにくい傾向があった[22]. このことから, コロナワクチンは, 発症予防や重症化予防だけではなく, 遷延症状の出現予防にも寄与する可能性があり, 今後の重要な研究課題と考えられる. 次に, コロナ後遺症患者でのコロナワクチンの有効性を検討した研究結果では, コロナワクチンによってコロナ後遺症が改善したという報告が多いが[23]~[25], 一部の患者において逆に症状の増悪を認めたという報告もあった[26]. コロナ後遺症患者におけるコロナワクチンの有効性に関しては, さらなる検証が必要である.

コロナ後遺症診療の現状と今後の課題

2021 年 12 月に『新型コロナウイルス感染症診療の手引き 罹患後症状のマネジメント』が公開された[27]. 特徴としては, 症状ごとにアプローチ方法がフローとして整理されており, どの症状においてもまずはかかりつけ医などが初療を行うこと, 必要に応じて専門家に相談することが記載されている. 現段階ではコロナ後遺症に対する確立した治療法はなく, 対症療法が中心となる. 同手引きに明確な治療方針は記されておらず, 具体的にどのような治療を行うかがわからないといった開業医の先生方の声をしばしば耳にする. 現場では手探りで対症療法が継続されており, そのような知見を集積してまとめることが, 有効な治療法を見つける手掛かりになると考える. 治療効果の検証においては無作為化比較試験が行われるのが望ましいが[28], 現実的には困難な面があり, まずは症状ごとに効果が期待される治療法を検証された尺度で評価することが重要である. 同時に, コロナ後遺症の病態解明から創薬につなげることも, 今後の重要な課題である.

参考文献

1) Hartley C, Bavinger JC, Kuthyar S, et al：Pathogenesis of Uveitis in Ebola Virus Disease Survivors：Evolving Understanding from Outbreaks to Animal Models. Microorganisms, **8**(4)：594, 2020.

2) García G, González N, Pérez AB, et al：Long-term persistence of clinical symptoms in dengue-infected persons and its association with immunological disorders. Int J Infect Dis, **15**(1)：e38-e43, 2011.

3) Carfì A, Bernabei R, Landi F：Persistent Symptoms in Patients After Acute COVID-19.

JAMA, **324**(6)：603-605, 2020.

4) Tenforde MW, Kim SS, Lindsell CJ, et al：Symptom Duration and Risk Factors for Delayed Return to Usual Health Among Outpatients with COVID-19 in a Multistate Health Care Systems Network-United States, March-June 2020. MMWR Morb Mortal Wkly Rep, **69**(30)：993-998, 2020.

5) Miyazato Y, Morioka S, Tsuzuki S, et al：Prolonged and Late-Onset Symptoms of Coronavirus Disease 2019. Open Forum Infect Dis, **7**(11)：ofaa507, 2020.

6) 新型コロナウイルス感染症の後遺症等のアンケート調査の結果について(和歌山県) 令和2年11月. https://www.pref.wakayama.lg.jp/prefg/041200/d00203170_d/fil/kouhyou5.pdf

7) 第39回新型コロナウイルス感染症対策アドバイザリーボード資料 2021.6.16. https://www.mhlw.go.jp/content/10900000/000798853.pdf (2022年3月12日アクセス).

8) Sudre CH, Murray B, Varsavsky, et al：Attributes and predictors of Long-COVID：analysis of COVID cases and their symptoms collected by the Covid Symptoms Study App. https://doi.org/10.1101/2020.10.19.20214494

9) Huang C, Huang L, Wang Y, et al：6-month consequences of COVID-19 in patients discharged from hospital：a cohort study. Lancet, **397**(10270)：220-232, 2021.

10) Impact of long-COVID on health-related quality of life in Japanese COVID-19 patients. https://www.medrxiv.org/content/10.1101/2021.09.27.21264225v1

11) Morioka S, Tsuzaki S, Suauki M, et al：Post COVID-19 condition of the Omicron variant of SARS-CoV-2. https://www.medrxiv.org/content/10.1101/2022.05.12.22274990v1, accessed on May 25, 2022.
Summary 何らかの後遺症を認めたのは，オミクロン群で18人中1人, 対照群で18人中10人(P=0.003)であり，オミクロン群で有意に後遺症の頻度が低いという結果であった.

12) Huang L, Yao Q, Gu X, et al：1-year outcomes in hospital survivors with COVID-19：a longitudinal cohort study. Lancet, **398**(10302)：747-758, 2021.

13) COVID-19 rapid guideline：managing the long-term effects of COVID-19. https://www.nice.org.uk/guidance/ng188

14) Long COVID or Post-COVID Conditions. https://www.cdc.gov/coronavirus/2019-ncov/long-term-effects.html(2021年5月8日閲覧)

15) A clinical case definition of post COVID-19 condition by a Delphi consensus, 6 October 2021. https://www.who.int/publications/i/item/WHO-2019-nCoV-Post_COVID-19_condition-Clinical_case_definition-2021.1

16) NHK クローズアップ現代+「急増 現役世代コロナ後遺症 最前線で何が」https://www.nhk.or.jp/gendai/articles/4603/

17) Post-COVID Conditions：Overview for Healthcare Providers. https://www.cdc.gov/coronavirus/2019-ncov/hcp/clinical-care/late-sequelae.html

18) Crook H, Raza S, Nowell J, et al：Long covid-mechanisms, risk factors, and management. BMJ, **374**：n1648, 2021.

19) Yende S, Kellum JA, Talisa VB, et al：Long-term Host Immune Response Trajectories Among Hospitalized Patients With Sepsis. JAMA Netw Open, **2**(8)：e198686, 2019.

20) Wu F, Wang A, Liu M, et al：Neutralizing antibody responses to SARS-CoV-2 in a COVID-19 recovered patient cohort and their implications. https://www.medrxiv.org/content/medrxiv/early/2020/04/06/2020.03.30.20047365.full.pdf

21) Seeßle J, Waterboer T, Hippchen T, et al：Persistent symptoms in adult patients one year after COVID-19：a prospective cohort study. Clin Infect Dis, **74**(7)：1191-1198, 2021.
Summary 発症から12か月後に神経認知症状が残る患者は，それが残らない患者と比較して，抗核抗体が160倍以上である傾向があった.

22) Antonelli M, Penfold RS, Merino J, et al：Risk factors and disease profile of post-vaccination SARS-CoV-2 infection in UK users of the COVID Symptom Study app：a prospective, community-based, nested, case-control study. Lancet Infect Dis, **22**(1)：43-55, 2022.
Summary コロナワクチンを2回接種していた人は，1度も接種していなかった人と比較し，COVID-19罹患後に症状が28日間以上遷延しにくい傾向があった.

23) Belluck P：Some Long Covid Patients Feel Much Better After Getting the Vaccine. New York Times 2021.

24) Arnold DT, Milne A, Samms E, et al：Are vaccines safe in patients with Long COVID? A prospective observational study. https://www.medrxiv.org/content/10.1101/2021.03.11.21253225v3

25) Massey D, Berrebt D, Akrami A, et al：Change in Symptoms and Immune Response in People with Post-Acute Sequelae of SARS-Cov-2 Infection（PASC）After SARS-Cov-2 Vaccination. https://www.medrxiv.org/content/10.1101/2021.07.21.21260391v2

26) Change in Symptoms and Immune Response in People with Post-Acute Sequelae of SARS-Cov-2 Infection（PASC）After SARS-Cov-2 Vaccination. https://www.medrxiv.org/content/10.1101/2021.07.21.21260391v2

27) 新型コロナウイルス感染症診療の手引き 罹患後症状のマネジメント. chrome-extension://efaidnbmnnnibpcajpcglclefindmkaj/viewer.html?pdfurl=https%3A%2F%2Fwww.mhlw.go.jp%2Fcontent%2F000860932.pdf&clen=1985893&chunk=true（2022年3月19日アクセス）

28) Thomas S, Patel D, Bittel B, et al：Effect of High-Dose Zinc and Ascorbic Acid Supplementation vs Usual Care on Symptom Length and Reduction Among Ambulatory Patients With SARS-CoV-2 Infection：The COVID A to Z Randomized Clinical Trial. JAMA Netw Open, 4(2)：e210369, 2021.

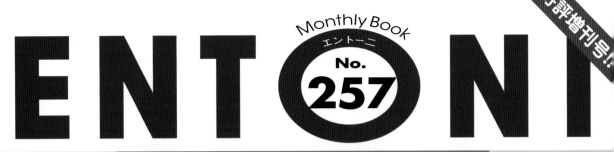

好評増刊号!!

Monthly Book
エントーニ
No.
257

2021年4月増刊号

みみ・はな・のどの 外来診療update

― 知っておきたい達人のコツ26 ―

■ 編集企画　市村恵一（東京みみ・はな・のどサージクリニック名誉院長）
MB ENTONI No. 257（2021年4月増刊号）
178頁，定価5,940円（本体5,400円+税）

日常の外来診療において遭遇する26のテーマを取り上げ，
達人が経験により会得してきたそれぞれのコツを伝授！

☆ **CONTENTS** ☆

全日本病院出版会　〒113-0033　東京都文京区本郷3-16-4　Tel:03-5689-5989
www.zenniti.com　Fax:03-5689-8030

MB ENT, 278：9-17, 2022

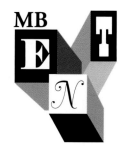

◆特集・耳鼻咽喉科領域におけるコロナ後遺症―どう診る，どう治す―

COVID-19 による中枢神経への影響

髙尾昌樹*

Abstract COVID-19急性期に神経系の多彩な症状が出現することは知られている．一方，急性期が経過した後も，様々な臨床症候が遷延することや，急性期症状がいったん改善した後に，様々な症状が出現し遷延することが報告されてきた．この臨床的状態は，long-COVID, PASC（post-acute sequelae of SARS-CoV-2 infection），post COVID-19 condition などと呼ばれ，神経症候としては，記憶力低下，集中力低下，うつ，頭痛，嗅覚・味覚障害，慢性疼痛，自律神経障害，しびれ，筋痛など多彩である．PASC は時間経過とともに改善はするとされているが，COVID-19 発症後 6～12 か月の段階で 50％程度に PASC としての症状がみられる．COVID-19 の感染者数を考えれば，PASC に苦しむ患者は非常に多い．発症の病態機序や治療法は解明しておらず，オールジャパンでの研究体制が必要である．

Key words 新型コロナウイルス感染症（COVID-19），罹患後症状（post-acute sequelae of SARS-CoV-2 infection），コロナ後遺症（long-COVID），新型コロナウイルス（SARS-CoV-2），中枢神経系（central nervous system）

はじめに

COVID-19 感染は止まることもなく，2022 年 7 月からは第 7 波となって感染拡大を繰り返している．急性期の感染において，様々な神経系合併症をきたすことが知られている．本誌に関連する神経合併症として嗅覚障害や味覚障害なども代表的なものであるが，それ以外にも脳血管疾患，末梢神経疾患，脱髄疾患など様々な神経系合併症が生じることがある[1]~[6]．急性期に合併する神経症候は研究対象のコホートの違いなどもあって疾患の種類や頻度などは研究によって異なる．一方，急性期を過ぎた時期においても，様々な身体合併症が長期にわたって遷延する場合や，いったん急性期症候が回復してから，再び様々な不調を認めるといったことが報告されるようになった[7]~[10]．

COVID-19 の感染後にみられる状態は様々な名称で呼ばれている（表 1）．WHO では，post-

表 1. 新型コロナウイルス感染症の罹患後症状の名称
様々な名称で呼ばれているが，病態解明のためにも統一した病名による研究が望まれる

post-COVID condition（WHO, CDC）
long COVID syndrome
long COVID
long-haul COVID
post-acute COVID-19
long-term effects of COVID
chronic COVID
post-acute sequelae SARS-CoV-2 infection（PASC）
post-COVID Neurological Syndrome（PCNS）
（新型コロナウイルス感染症）罹患後症状

COVID condition，米国では post-acute sequelae SARS-CoV-2 infection（PASC）といわれている．日本では罹患後症状という観点で手引きもある[11]．ここでは PASC で統一する．PASC については，統一した用語を設定することと定義をしっかりと決めなければ，医療従事者，研究者が異な

* Takao Masaki, 〒 187-8551 東京都小平市小川東町 4-1-1 国立研究開発法人国立精神・神経医療研究センター病院臨床検査部，部長／同病院総合内科，部長

表 2. PASC としての
精神・神経症候

| 睡眠障害 |
| 慢性頭痛 |
| 嗅覚・味覚障害 |
| ブレインフォグ |
| 記憶力低下 |
| 集中力低下 |
| うつ |
| 不安 |
| PTSD |
| めまい |
| 回転性めまい |
| 耳鳴り |
| 聴覚低下 |
| 不安定感 |
| せん妄 |
| 幻覚 |
| small fiber neuropathy |
| 姿勢時振戦 |
| 慢性疼痛など |
| 神経変性 |
| 筋痛 |

る対象を検討してしまうことになる恐れがある．WHO では COVID-19 発症後 3 か月において，2 か月以上持続する症候が対象とされている．ただ，COVID-19 の感染を PCR などによって確定することを求めてはいない[12]．PASC の症候に疾患特異的なものはないので，何らかの方法で COVID-19 の確定診断を行うことは重要である．すなわち，個々の症状は，多くの疾患に認められるものであり，PASC 特異的なものがあるとはいえない（表 2）．身体症候として主に 8 つの項目が挙げられている[13]．それらは，循環器系障害，疲労，痛み，神経系障害，認知機能障害，メンタル不調，呼吸器障害，労作後倦怠感である．ここでは，PASC として知られている主な神経症候を中心に，国立精神・神経医療研究センター病院総合内科で我々によって開設されたコロナ後遺症外来の実態もふまえ解説する[14]．ここに報告した内容は，すでにいくつかの総説などでも紹介した内容であるので，内容が重なることもある[1)2)5)6)14)～16)]．

疫　学

PASC の報告が積み重ねられる中で，特に電子診療記録をベースにした検討がよく知られてい

る．そこでは，COVID-19 感染後 6 か月以内において，57％の患者が一つ以上の症状（呼吸困難，疲労感，胸痛・咽頭痛，頭痛，腹部症状，筋痛，他の痛み，認知症状，不安・うつの 9 項目）を呈し，加えて感染後 90～180 日に限っても，36.55％の患者が同様に何らかの症状を認めたと報告された[8]．こういったウイルス感染後の症状はインフルエンザ罹患後にもみられるがその頻度が高い[8)15)17)18)]．メタ解析においても，発症から 6 か月の時点で 70％程度には少なくとも一つの症状がみられ，神経系症候として，嗅覚障害，記憶障害などが感染者の 3 割程度にあった[19]．最近報告された大規模のメタ解析においても，COVID-19 発症後 12 か月で 50.1％が何らかの PASC 症候を認め，特に 27.5％において，うつ，PTSD，不安，不眠といった精神科的症候も呈したとされている[20]．日本における検討も報告されていて，12 か月の時点で約 30％の患者が何らかの症状を自覚したという報告がある．そして，6 か月の時点よりも個々の症状を有する頻度は徐々に低下しているが，完全に消失はしていない[11]．英国における前向き研究でも，COVID-19 発症後 1 年経過をしても，48.8％が完全な回復を自覚できていないという報告もある[21]．こういった報告からは 6 か月程度で PASC 症候の頻度は低下してきてはいるものの，思いのほか低下率が低いといった印象をもつ．

国立精神・神経医療研究センター病院で我々が開設している総合内科コロナ後遺症外来においても，多くの患者が受診をされている．開設から 6 か月くらいまでの状況に関しては論文として発表予定である（eNeurologicalSci in press）．当科では，原則として COVID-19 発症から 3 か月以上経過しても症状が残存している方を診察している．3 か月に満たない場合は，急性期の症候が持続している可能性もあると考えたからである．どの程度の時期になれば PASC とするかどうかは，さらなる検討を要するものであろう．主訴として多いものは，嗅覚・味覚障害，疲労感，記憶障害，頭

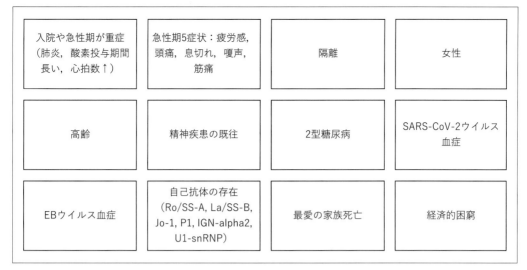

図 1. PASC の臨床的な危険因子

入院や急性期が重症（肺炎，酸素投与期間長い，心拍数↑）	急性期5症状：疲労感，頭痛，息切れ，嗄声，筋痛	隔離	女性
高齢	精神疾患の既往	2型糖尿病	SARS-CoV-2ウイルス血症
EBウイルス血症	自己抗体の存在（Ro/SS-A, La/SS-B, Jo-1, P1, IGN-alpha2, U1-snRNP）	最愛の家族死亡	経済的困窮

痛，脱毛，睡眠障害などで，諸外国の報告と類似していたが，単一の症状ではなく，いくつかの症状を同時に訴える場合も少なくない．なかには，いくつかの症状の中で，もっとも気になっているものだけを訴え，あとは我慢しているという場合もある．加えて，インターネットやテレビの情報が多いために，自分はPASCであると確信している場合もあり，自らの症状を特定の病態に結びつけてしまっている場合もあって，診療自体は大変難しいことは間違いない．

PASC発症のリスクとして図1のようなものが挙げられている．急性期COVID-19の治療経過が，集中治療などより重症であった場合[9]や，女性，背景に不安障害を有する場合などである[22]．我々の外来でも，当初は女性が多かったが，患者数が増加するとともに，男女比の差はなくなっている．病院や診療科の違いなどもあると思われるので，リスク評価に関しては，多施設での検討を要すると思われる．最近の研究で，2型糖尿病，SARS-CoV-2ウイルス血症，EBウイルス血症，自己抗体の存在（Ro/SS-A, La/SS-B, Jo-1, P1, IGN-alpha2, U1-snRNP）がPASCのリスクとして挙げられている[23]．さらに，神経系症候としてのPASCに関しては，SARS-CoV-2 nucleocapsid protein IgG抗体の高値との関連も指摘されている[23]．背景に存在する基礎疾患は，変えることはできないが，今後，PASCへ移行するリスクを正確に評価できるようになれば，臨床医にとっては大変有用であろう．

診　断

現段階では，確立した診断基準はないが，WHOが提示している指針では，COVID-19の感染後，あるいは無症候性の場合はPCRによる感染確認後3か月経過した時点で，表2に示すような何らかの症状を有し，それが2か月以上継続しているものとしているが[12]，この指針ではいわゆるみなし陽性例も含むことができる．当院の外来を受診される患者の中には，PCRによるCOVID-19の診断が確定されていない場合がときに含まれている．COVID-19の感染が拡大しはじめた当初，検査ができなかった場合，あるいはみなし陽性となった場合，PCRでは陰性であったが体調不良で病院を受診した際にPASCと診断されたなど，様々な背景がある．しかし，COVID-19の感染がなければ，PASCとして診療をすることは適切でないことは明らかである．

当院では，研究費によって抗体検査を施行している．抗体検査は完全ではないが，診断の一助になると考えている．実際，みなし陽性とされている患者に抗体検査で陰性が確認できただけで，体調の改善を認めるような場合もあり，可能な範囲で，COVID-19の感染を確定する努力を行うことは診療サイドと患者サイド双方に重要である．

少数例の検討だが，PASC の前向き研究が報告されている[22]．この研究で興味深いことは，症例エントリーの際に，COVID-19 感染が確定している症例の55%に PASC に一致する症候を認めた．一方，COVID-19 の感染が否定されている対照群13%にも PASC に一致する症候を認めた[22]．繰り返しにはなるが，PASC にみられる症候は，決して特徴的なものはないので，COVID-19 の感染確認を含め，慎重に検討をすることが重要である．

PASC としての主な神経障害

1．認知機能障害，ブレインフォグ

PASC の神経症候として，よく知られているのは認知機能障害やブレインフォグである．患者は，物忘れが進んだ，認知機能が低下した，頭がはっきりしない，集中力が低下したといったことを訴えられることが多い．中には，ブレインフォグですと言って受診をされる方も少なくない．ただ，いずれも主観的な用語であるし，ブレインフォグという用語も具体的に何を示しているかが曖昧である．むしろブレインフォグといってしまうと，一つの診断名が確定したかのような印象を与えてしまい，かえって適切な評価ができないと考える．診療にあたってはよく状況を伺う必要がある．

いくつかの検討の中で，入院患者を対象とした横断研究で，注意，言語流暢性，意味カテゴリー流暢性，記銘や想起の低下が高率に認められたとするものがある[24]．認知機能低下が出現するリスクとして，教育年数が短い場合や，無職の場合なども挙げられているがそういったことだけで決まるものではないであろう[25]．脳の形態学的には，重症例では，脳血流低下や大脳皮質厚の減少などが指摘されている[26]．最近の研究で衝撃を与えたものとして，COVID-19 感染後に，前頭眼窩野の皮質の厚さ，梨状葉，あるいは全脳のサイズなどが発症前の頭部 MRI と比較すると萎縮することが示され，認知機能低下との関連も報告された．嗅球を介して脳内炎症や神経系の変性などの可能性も否定できない[27][28]．

認知機能低下をはじめとする大脳機能の低下原因として，脳内へのウイルスの直接浸潤，脳の小血管の障害，炎症によるミクログリアの活性，視床下部-下垂体-副腎系への影響，帯状回の代謝低下などが推察されている[29][30]．しかし，COVID-19 の病理解剖例の検討でも，ウイルスの神経系の直接浸潤が全例でみられるわけではなく[5][16][31]～[33]，ウイルスの直接浸潤は稀ではないかと考えている[28][33]．小梗塞などの病変を認めることもあるが，必ずしも COVID-19 に特異的とはいえない．当院の解剖例でも特異的といえる所見はなく，脳内からウイルス粒子は検出できなかった（図2）[32]．マイクログリアやアストロサイトといった中枢神経系の炎症などの可能性も PASC に関与する可能性がある[33][34]．PASC の病理学的な脳の研究はまだ開始されていないが，米国で大規模に開始された PASC 研究においては脳病理解剖のプロトコールまで準備をされている（Researching COVID to Enhance Recovery：Initiative to analyze the long-term effects of COVID-19. In RECOVER, an autopsy research protocol was developed and published online（https://recovercovid.org/）)．

2．頭痛，痛み，しびれ

コロナ後遺症外来での診療経験では，感染前から認めていた頭痛が悪化したまま遷延しているといった症例も少なくない．しかし，PASC としての頭痛も指摘されている．機序として三叉神経を介した炎症なども仮定されている[35]．特に若い患者で，もともと片頭痛を有する患者において頭痛が遷延する可能性がある[36]．ただ，従来よりも頭痛が悪化する，あまりにも頭痛が遷延する場合は，安易に PASC に結びつけることなく，頭部画像検査などで器質的な疾患がないかを確認する．PASC においては，認知機能障害や睡眠障害を訴えることも多いので，頭部 MRI や MRA による脳画像検査を施行しておくことは重要である．

四肢のしびれ，痛みを訴える場合も多い．多くは，通常行われる神経伝導速度検査によって異常

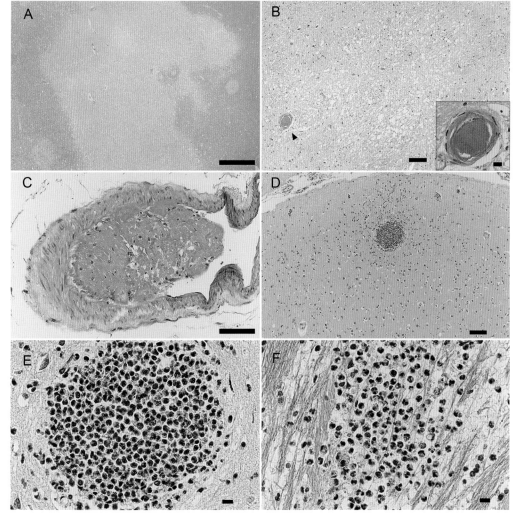

図 2. COVID-19 症例の脳病理所見（急性期症例）
大脳の顕微鏡写真
A：頭頂葉の白質の小梗塞
B：視床の小梗塞（挿入図；病変部近傍の小血管内にフィブリン血栓を認める（矢尻））
C：前頭葉の軟髄膜血管に器質化した血栓を認める
D，E：左頭頂葉の好中球集簇
F：内包の好中球浸潤．スケールバー
A：1,000 μm；B，C，D：100 μm；B(inset)，E，F：10 μm
（文献 32 より引用（CC-BY4.0 により引用））

を認めることはなく，神経学的診察でも他覚的な異常所見に乏しい．全例ではないが，small fiber neuropathy が原因とする報告もある[37]．既往疾患（糖尿病など）やそれに対する治療薬（抗がん剤，抗菌薬など）もふまえ，様々な側面から詳細に評価することが重要である[38]．

3．睡眠障害

不眠の頻度は低いとするものから，20％程度までとする報告まで様々である[9][39][40]．最近のメタ解析でも 20％程度とされているが，6 か月程度までの検討であり[41]，長期的な検討を要する．高度の睡眠障害を呈する場合は，不眠自体により精神的にも不安定になる場合も経験する．不眠の原因は解明されていない．睡眠薬の開始により速やかに改善する場合はよいが，治療抵抗性の場合もあり，ときに睡眠障害専門の医師への診察を依頼している．睡眠障害だけを認める患者は少ない．不安，うつ，認知機能障害，嗅覚障害などを併発し

ていることが多い.

4．体位性頻脈症候群（POTS）

起立性調節障害としてみられるPOTSもしばしば経験する. ふらつき, めまいなどを訴える患者に対しては, ベッドサイドでの臥位と立位の血圧測定と脈拍測定だけで診断を疑うことができるので, 施行するようにしたい. POTSに関しては治療も含め多くの報告があるので参照されたい[42)43)]（米国内科学会で掲載されている動画も理解しやすい（https://www.acpjournals.org/doi/10.7326/W20-0021)). POTSの原因として, 末梢神経障害以外に, 内分泌障害や循環血漿量の低下なども関与するとされている[42)43)]. PASCとしてのPOTSについては, COVID-19感染後の自律神経障害が推定されている[44)]. 特に興味深い報告として, COVID-19感染後のPOTS症例の皮膚生検においてパーキンソン病でみられる神経線維内のαシヌクレイン沈着を認めたという5例が報告された[45)]. COVID-19が神経変性疾患関連タンパクの凝集を誘発したのか, あるいはもともと変性疾患の病態が進行していた症例をみているのか断定はできないが, 対象が若年であることから前者の可能性も否定はできない.

治　療

PASCの神経症状に限ったわけではないが, いくつかの少数での検討で内服やリハビリテーションの有効性や[46)~48)], 今後の研究の方向性なども示されている[49)]. いずれにしても, まだ科学的に確立された治療法はない. 患者ごとに, 個々の症状にあわせて検査, 内服, リハビリテーションを検討することが一般的である. 社会的には多くの情報が得られることから, 強力な免疫療法などを希望されることもある. しかし, 保険適用の問題だけでなく, 治療効果の評価が確立されていない治療は長期的に重大な副作用を生じることもある. 慎重に対応をするべきである. 一方, 一人の患者にみられる多数の症状それぞれについて, 個別の専門医へ紹介するといったスタンスは, かえって治療が難しくなることもあり, 患者の疲労感なども重なって治療継続が困難となることがある. 慢性疲労や労作後倦怠感が, 筋痛性脳脊髄炎/慢性疲労症候群（ME/CFS）と類似する場合もあり[50)], リハビリテーションにおいて負荷をかける際にも, 個々の状態を把握・検討しながらゆっくりと進めることが必要である.

おわりに

PASCにみられる代表的な神経症状に関してまとめた. 現在は, 通常の診療や検査で特異的な所見がないため, いわゆる確定診断を得にくいこともあって, 診療が敬遠されがちとなることも少なくない. しかし, PASCの患者は確実に増加しており, また他のウイルス感染症よりも, 感染後の遷延する症候が多彩で症例数も多いと思われる. 日本もPASCをオールジャパンで関連診療分野合同で研究体制を構築するべきと考えられる.

本論の投稿後に, 当院のコロナ後遺症外来の経験などをまとめた論文[51)52)]が受理されたので参考にしていただければ幸いである.

引用文献

1) 髙尾昌樹：COVID-19の神経障害　髄膜脳炎・脳症. Clin Neurosci, **39**：335-337, 2021.
2) 髙尾昌樹, 水澤英洋, 中嶋秀人：COVID-19の神経障害　わが国の現状　NCNPと日本神経学会による調査結果. Clin Neurosci, **39**：319-322, 2021.
3) Xiong W, Mu J, Guo J, et al：New onset neurologic events in people with COVID-19 in 3 regions in China. Neurology, **95**：e1479-e1487, 2020.
4) Haidar MA, Jourdi H, Haj Hassan Z, et al：Neurological and Neuropsychological Changes Associated with SARS-CoV-2 Infection：New Observations, New Mechanisms. Neuroscientist：1073858420984106, 2021.
5) 髙尾昌樹：COVID-19による中枢神経系への影響. 臨床精神薬理, **24**：989-994, 2021.
6) 大平雅之, 髙尾昌樹, 佐野輝典ほか：「SARS-CoV-2の神経病原性と関連する神経疾患」

COVID-19 後神経症候群. NEUROINFEC-TION, **27**：85-89, 2022.

7) Al-Aly Z, Xie Y, Bowe B：High-dimensional characterization of post-acute sequelae of COVID-19. Nature, **594**：259-264, 2021.

8) Taquet M, Dercon Q, Luciano S, et al：Incidence, co-occurrence, and evolution of long-COVID features：A 6-month retrospective cohort study of 273,618 survivors of COVID-19. PLoS Med, **18**：e1003773, 2021.

9) Taquet M, Geddes JR, Husain M, et al：6-month neurological and psychiatric outcomes in 236 379 survivors of COVID-19：a retrospective cohort study using electronic health records. Lancet Psychiatry, **8**：416-427, 2021.

10) Nalbandian A, Sehgal K, Gupta A, et al：Post-acute COVID-19 syndrome. Nat Med, **27**：601-615, 2021.

11) 罹患後症状のマネジメント編集委員会：新型コロナウイルス感染症 罹患後症状のマネジメント（第1.1版）. 2022；Available from：https://www.mhlw.go.jp/content/000952700.pdf

12) World Health Organization(WHO)clinical case definition working group on post COVID-19 condition：A clinical case definition of post COVID-19 condition by a Delphi consensus. Lancet Infect Dis, **22**(4)：e102-e107, 2022.

13) Munblit D, Nicholson T, Akrami A, et al：A core outcome set for post-COVID-19 condition in adults for use in clinical practice and research：an international Delphi consensus study. Lancet Respir Med, **10**：715-724, 2022.

14) 髙尾昌樹, 大平雅之：コロナ後遺症外来の現状. Brain Nerve, **74**：885-891, 2022.

15) 髙尾昌樹, 大平雅之, 水澤英洋：COVID-19の罹患後にみられる遷延する神経症候. いわゆるPASC(post-acute sequelae of SARS-CoV-2). 武見基金 COVID-19 有識者会議2022. 2022/06/03 [cited 2022/07/12；Available from：https://www.covid19-jma-medical-expert-meeting.jp/topic/7305

16) 髙尾昌樹：COVID-19における神経病理の重要性と課題 [Important and Unresolved Aspects of Neuropathologic Analyses of COVID-19 Individuals]. Brain Nerve, **72**：1061-1065, 2020.

17) Cozza A, Maggioni G, Thiene G, et al：The 1918 Influenza Pandemic Versus COVID-19：A Historical Perspective From an Italian Point of View. Am J Public Health, **111**：1815-1823, 2021.

18) Kilbourne ED：Influenza pandemics of the 20th century. Emerg Infect Dis, **12**：9-14, 2006.

19) Nasserie T, Hittle M, Goodman SN：Assessment of the Frequency and Variety of Persistent Symptoms Among Patients With COVID-19：A Systematic Review. JAMA Netw Open, **4**：e2111417, 2021.

20) Zeng N, Zhao YM, Yan W, et al：A systematic review and meta-analysis of long term physical and mental sequelae of COVID-19 pandemic：call for research priority and action. Mol Psychiatry：1-11, 2022.

21) The PHOSP-COVID Collaborative Group：Clinical characteristics with inflammation profiling of long COVID and association with 1-year recovery following hospitalisation in the UK：a prospective observational study. Lancet Respir Med, **10**(8)：761-765, 2022.

22) Sneller MC, Liang CJ, Marques AR, et al：A Longitudinal Study of COVID-19 Sequelae and Immunity：Baseline Findings. Ann Intern Med, **175**(7)：969-979, 2022.

23) Su Y, Yuan D, Chen DG, et al：Multiple early factors anticipate post-acute COVID-19 sequelae. Cell, **185**：881-895.e20, 2022.

24) Becker JH, Lin JJ, Doernberg M, et al：Assessment of Cognitive Function in Patients After COVID-19 Infection. JAMA Network Open, **4**：e2130645, 2021.

25) Valdes E, Fuchs B, Morrison C, et al：Demographic and social determinants of cognitive dysfunction following hospitalization for COVID-19. J Neurol Sci：120146, 2022.

26) Qin Y, Wu J, Chen T, et al：Long-term microstructure and cerebral blood flow changes in patients recovered from COVID-19 without neurological manifestations. J Clin Invest, **131**：e147329, 2021.

27) Douaud G, Lee S, Alfaro-Almagro F, et al：SARS-CoV-2 is associated with changes in brain structure in UK Biobank. Nature, **604**：697-707, 2022.

28) Serrano GE, Walker JE, Tremblay C, et al：SARS-CoV-2 Brain Regional Detection, Histopathology, Gene Expression, and Immunomodulatory Changes in Decedents with COVID-19. J Neuropathol Exp Neurol, **81**(9)：666-695, 2022.

29) Hugon J, Msika EF, Queneau M, et al：Long COVID：cognitive complaints(brain fog)and dysfunction of the cingulate cortex. J Neurol, **269**：44-46, 2022.

30) Theoharides TC, Cholevas C, Polyzoidis K, et al：Long-COVID syndrome-associated brain fog and chemofog：Luteolin to the rescue. Biofactors, **47**：232-241, 2021.

31) Al-Sarraj S, Troakes C, Hanley B, et al：Invited Review：The spectrum of neuropathology in COVID-19. Neuropathol Appl Neurobiol, **47**：3-16, 2021.

32) Mizutani M, Nakayama Y, Saitoh Y, et al：Pathologic and Neuropathologic Study of a Case of COVID-19. JMA J, **5**：157-160, 2022.

33) Lou JJ, Movassaghi M, Gordy D, et al：Neuropathology of COVID-19(neuro-COVID)：clinicopathological update. Free Neuropathol, **2**, 2021.

34) Hingorani KS, Bhadola S, Cervantes-Arslanian AM：COVID-19 and the brain. Trends Cardiovasc Med, **32**(6)：323-330, 2022.

35) Castanares-Zapatero D, Chalon P, Kohn L, et al：Pathophysiology and mechanism of long COVID：a comprehensive review. Ann Med, **54**：1473-1487, 2022.

36) Sampaio Rocha-Filho PA：Headache associated with COVID-19：Epidemiology, characteristics, pathophysiology, and management. Headache, **62**：650-656, 2022.

37) Abrams RMC, Simpson DM, Navis A, et al：Small fiber neuropathy associated with SARS-CoV-2 infection. Muscle Nerve, **65**：440-443, 2022.

38) Finsterer J：Small fiber neuropathy underlying dysautonomia in COVID-19 and in post-SARS-CoV-2 vaccination and long-COVID syndromes. Muscle Nerve, **65**：e31-e32, 2022.

39) Fumagalli C, Zocchi C, Tassetti L, et al：Factors associated with persistence of symptoms 1 year after COVID-19：A longitudinal, prospective phone-based interview follow-up cohort study. Eur J Intern Med, **97**：36-41, 2022.

40) Naik S, Haldar SN, Soneja M, et al：Post COVID-19 sequelae：A prospective observational study from Northern India. Drug Discov Ther, **15**：254-260, 2021.

41) Badenoch JB, Rengasamy ER, Watson C, et al：Persistent neuropsychiatric symptoms after COVID-19：a systematic review and meta-analysis. Brain Commun **4**：fcab297, 2022.

42) Raj SR, Guzman JC, Harvey P, et al：Canadian Cardiovascular Society Position Statement on Postural Orthostatic Tachycardia Syndrome (POTS)and Related Disorders of Chronic Orthostatic Intolerance. Can J Cardiol, **36**：357-372, 2020.

43) Zhao S, Tran VH：Postural Orthostatic Tachycardia Syndrome. ed：StatPearls. StatPearls Publishing. Copyright © 2022, StatPearls Publishing LLC., Treasure Island(FL), 2022.

44) Buoite Stella A, Furlanis G, Frezza NA, et al：Autonomic dysfunction in post-COVID patients with and witfhout neurological symptoms：a prospective multidomain observational study. J Neurol, **269**：587-596, 2022.

45) Miglis MG, Seliger J, Shaik R, et al：A case series of cutaneous phosphorylated α-synuclein in Long-COVID POTS. Clin Auton Res, **32**(2)：209-212, 2022.

Summary COVID-19 感染後の POTS における皮膚の小神経線維に α シヌクレインの沈着を認めたケースシリーズ.

46) Cash A, Kaufman DL：Oxaloacetate Treatment For Mental And Physical Fatigue In Myalgic Encephalomyelitis/Chronic Fatigue Syndrome(ME/CFS)and Long-COVID fatigue patients：a non-randomized controlled clinical trial. J Transl Med, **20**：295, 2022.

47) Besnier F, Bérubé B, Malo J, et al：Cardiopulmonary Rehabilitation in Long-COVID-19 Patients with Persistent Breathlessness and Fatigue：The COVID-Rehab Study. Int J Environ Res Public Health, **19**：4133, 2022.

48) Di Stadio A, D'Ascanio L, Vaira LA, et al：Ultramicronized Palmitoylethanolamide and Luteolin Supplement Combined with Olfactory

Training to Treat Post-COVID-19 Olfactory Impairment : A Multi-Center Double-Blinded Randomized Placebo-Controlled Clinical Trial. Curr Neuropharmacol, 2022.

49) Mera-Cordero F, Bonet-Monne S, Almeda-Ortega J, et al : Double-blind placebo-controlled randomized clinical trial to assess the efficacy of montelukast in mild to moderate respiratory symptoms of patients with long COVID : E-SPERANZA COVID Project study protocol. Trials, **23** : 19, 2022.

50) Twomey R, DeMars J, Franklin K, et al : Chronic Fatigue and Postexertional Malaise in People Living With Long COVID : An Observational Study. Phys Ther, **102** : pzac005, 2022.

51) Ohira M, Sano T, Takao M : Clinical features of patients who visited the outpatient clinic for long COVID in Japan. eNeurologicalSci. 2022 Sep ; 28 : 100418. doi : 10.1016/j.ensci.2022. 100418. Epub 2022 Jul 29.

52) Takao M, Ohira M : Neurological post-acute sequelae of SARS-CoV-2 infection (PASC). Psychiatry Clin Neurosci. 2022 Sep 23. doi : 10.1111/pcn.13481. Online ahead of print.

MB ENT, 278：18-24, 2022

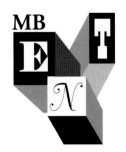

COVID-19 後遺症としての嗅覚障害

荻野枝里子[*1]　藤尾久美[*2]

Abstract　COVID-19 嗅覚障害は，従来の風邪症状後に発症する感冒後嗅覚障害とは違った病相を呈している．従来の感冒後嗅覚障害は中高年の女性に多く，自然改善率は 1 年で約 30% と報告されていたが，COVID-19 罹患に伴う嗅覚障害は，若年者にも多くみられ，性差は著明ではない傾向にあった．また，発症から 1 か月後までの改善率が高く，また嗅覚障害遷延例に異嗅症状を伴う症例も多い．画像所見では嗅裂の閉塞所見を呈する症例があり，特徴的な所見である可能性がある．治療は世界的には嗅覚刺激療法が中心となっている．その他，内服ステロイド，ステロイド局所投与などに関する報告もみられるが，発症からの期間，嗅覚障害のレベル，画像所見などを考慮して治療の選択に繋げていく必要がある．現状では治療方法が確立しているとはいえないが，予後も不明であるため長期的なフォローが必要である．

Key words　COVID-19 嗅覚障害(COVID-19 olfactory dysfunction)，感冒後嗅覚障害(postviral olfactory dysfunction)，異嗅症(dysosmia)，刺激性異嗅症(parosmia)，嗅覚刺激療法(olfactory training)

はじめに

　2020 年からパンデミックをきたした COVID-19 においては，嗅覚障害を高率に呈することが特徴的な症状の一つとされている．以前よりウイルス感染による上気道炎を契機に発症する嗅覚障害は感冒後嗅覚障害とされ，診療が行われてきたが，COVID-19 による嗅覚障害の臨床的特徴は従来の感冒後嗅覚障害とは異なり，また嗅覚障害の発症者数が多く，後遺症状に悩む患者も多くみられることから，特徴を踏まえた対応が必要となっている．

疫学と臨床的特徴

　Tong らは欧州を中心にした COVID-19 嗅覚・味覚障害の発生率に関する報告をもとにシステマティックレビュー，メタ解析を行い，2020 年のパンデミック初期の嗅覚障害の発生率は 53% であることを報告した[1]．嗅覚障害の発生頻度は欧米の白色人種と比較して東アジアでは低いとされていたが[1]，厚生労働科学特別研究事業三輪班により実施された 2021 年 2〜5 月までの調査において，COVID-19 における嗅覚障害の発生率は 58% と報告され[2]，日本での発生率も低くはないと考えられる．また，三輪班の調査では，初回調査時に嗅覚障害ありと回答した患者の 60% が 1 か月後の調査で嗅覚障害なしとの回答を得たと報告している．英国での調査では，嗅覚障害患者のうち，発症直後には 86.4% が嗅覚脱失を，12% が重度の嗅覚低下を示したが，1 週間後の調査では 80% が改善を示したと報告している[3]．また，COVID-19 は流行する変異株によって出現する症状に違いが

[*1] Ogino Eriko，〒600-8216　京都府京都市下京区烏丸通七条下る東塩小路町 735-1　京阪京都ビル 1 階
京都駅前耳鼻咽喉科アレルギー科クリニック，院長
[*2] Fujio Hisami，同クリニック

あることがわかっており，2021年末からのオミクロン株流行期においては2020年と比較して嗅覚障害の発生率が低くなったが[4]，感染者の絶対数が多いことから嗅覚障害の早期改善率は高いといえども依然として多くのSARS-CoV-2感染者に嗅覚障害が後遺症として残存していることが推測される．

三輪はCOVID-19による嗅覚障害の臨床的特徴として，① なんら誘因なく急性に発症する，② 嗅覚障害は脱失かあるいは高度であることが多い，③ 鼻閉，鼻漏など他の鼻症状を伴わないことが多い，④ 比較的短期間で改善する症例が多い，と述べている[5]．

従来の感冒後嗅覚障害は中高年の女性に多く[6]，平均13か月の観察期間での改善率が32%[7]，別の36か月の経過観察での改善率は62%で長期に経過観察を行うと治癒に至る例が増えたとの報告[8]があり，改善に長期間を要する症例を多く認めるが，COVID-19嗅覚障害に関しては愛場らが有症率に性差はなく，若年者に多いこと，83%は早期に治癒・軽快していることを報告している[9]．

COVID-19感染による嗅覚障害の病態

嗅上皮は嗅神経上皮と粘膜固有層から構成され，嗅神経上皮は表層に嗅神経細胞，支持細胞，基底部に基底細胞がある．嗅神経細胞から粘膜固有層に神経軸索が伸びており，嗅球へとにおいの刺激が伝わる．また，粘膜固有層には嗅腺として，Bowman腺がある．COVID-19感染による嗅覚障害の原因として，① 嗅神経細胞へのウイルスの直接侵入による細胞・組織障害，② ウイルスの感染により生じた炎症性サイトカインなどによる細胞・組織障害，③ ウイルス感染部位が周囲組織の細胞死を誘導することによる細胞・組織傷害，④ ウイルス感染による血管障害を起因とする細胞・組織傷害が考えられている．上羽[10]は，COVID-19の感染経路について以下のように述べている．ウイルスの直接侵入については，宿主側のACE2（angiotensin-converting enzyme2：アンジオテ

ンシン変換酵素2）受容体に結合するとされている．COVID-19のスパイクタンパク質（Sタンパク）が宿主側の細胞表面のACE2受容体と結合し，ウイルスが宿主に侵入する．この際，細胞膜上のⅡ型膜貫通型セリンプロテアーゼ（transmembrane protease, serine 2：TMPRSS2）によりSタンパク質をS1，S2サブユニットに開裂し，S2サブユニットを介して宿主への侵入を容易にする．また，furinというプロテアーゼによってもS1/S2開裂が誘導されることから，SARS-CoV-2感染には宿主側のACE2受容体とTMPRSS2, furinの存在が重要となる．鼻腔呼吸部粘膜では，杯細胞や繊毛細胞にACE2の発現が多く，TMPRSS2, furinも呼吸上皮細胞や粘膜固有層の鼻腺に発現していることから，COVID-19の感染易侵入部位となる．嗅粘膜では支持細胞や基底細胞，Bowman腺にACE2の発現を，TMPRSS2, furinは嗅粘膜の一部の細胞に発現していることから，COVID-19は嗅粘膜に感染することが考えられる．ウイルス侵入により，嗅神経細胞・嗅神経障害や炎症性サイトカインによる嗅神経細胞・嗅神経障害，嗅粘液や嗅繊毛機能の障害による影響，栄養補給障害などが考えられるが，COVID-19による嗅覚障害の改善率が高いこと，嗅神経細胞のターンオーバーが約1か月であることから，早期に嗅覚障害が改善する症例では，嗅神経細胞や嗅神経の広範な変性・脱落は考えにくく，むしろ支持細胞やBowman腺が障害されることにより，におい分子の嗅覚受容体での受容が妨げられ，嗅覚障害の可能性となっていると考えられる．しかし，嗅覚障害が1か月以上遷延している症例では，COVID-19のウイルスが髄液，嗅球，脳組織で検出された報告があり，嗅覚障害の経過中に異嗅症が出現することもあることから，このような症例では中枢性嗅覚障害が生じている可能性がある．

診断・検査

COVID-19流行後に発症した嗅覚障害に関しては，発症初期，特に1週間以内は感染リスクがあ

るため，まず SARS-CoV-2 陽性の有無を診断する必要があり，陽性であった場合は嗅覚障害に対する検査・治療は行わずに隔離療養もしくは COVID-19 のより重篤な症状に対する治療を優先して行う．また，COVID-19 に罹患したことが顕かである場合，患者自身が隔離されていること，ウイルス残存による感染リスク，嗅覚障害の早期自然改善率の高さから，当院では基本的に嗅覚障害発症後 4 週を観察期間として検査を行わず，4 週以上経過しても嗅覚障害が残存している患者に対して検査，治療を行う流れとしている．ただし，この観察期間については，感染リスクの観点からは 2 週間程度に短縮が可能であり，検査，診断を行うことは可能である．また，今後発症早期の治療介入が推奨される可能性もあると思われる．

1．問　診

1）VAS(visual analogue scale)

10 cm(100 mm)の直線上，左端：「全くにおわない」を 0(mm)，右端：「においのことで全く困っていない」を 100(mm)として，患者自身ににおいの自覚症状のレベルを線上にプロットしてもらい，その左端からの長さを測定して数値化する．受診毎に測定し，自覚症状の把握を行っている．このスケールは簡便でありながら，患者自身の自覚を鋭敏に反映しているといえ，長期経過を追うのに有用である．異嗅症状の残存など，基準嗅力検査の結果は正常や軽度障害にとどまるにもかかわらず患者が障害を強く自覚している症例では VAS が重要な評価項目となる．

2）日常のにおいのアンケート

20 種類のにおいが提示され，「わからない：0 点」「ときどきわかる：1 点」「わかる：2 点」として点数化する．(回答点数の合計)÷(回答項目×2 点)×100％としてアンケートスコアを算出する．しかし，「最近かいだことがない」という項目を 11 以上選択した場合，検査の信頼性が低いと判断し，検査は無効になる．日常生活の QOL の把握と VAS と相関があるため，嗅覚障害の自覚症状の把握に有用である．

3）SNOT-22

鼻症状，鼻外症状，耳・顔面症状，心理的症状，睡眠症状の 22 項目の質問からなる鼻副鼻腔炎に関する自覚症状調査票である．回答用紙で「全く気にならない」(0 点)～「非常に気になる」(5 点)までの 6 段階に分けて選択肢が記載されており，患者自身に記入してもらい，その合計スコア(0～110 点)を求める．Lechien らは，COVID-19 嗅覚障害患者の嗅覚／味覚低下のスコアは平均 4.4 と高いが，他の項目は 1.0 前後であり，特に嗅覚／味覚低下以外の鼻症状の項目はスコアが低いことを報告している[11]．

2．内視鏡検査

鼻中隔弯曲，鼻茸，膿性鼻汁の貯留など鑑別すべき嗅覚障害をきたす疾患の有無を確認する．嗅裂を内視鏡下に確認するためには処置前の麻酔を丁寧に行う必要があるが，嗅覚検査を行う場合には先に嗅覚検査を行う必要があることに注意する．粘液の貯留，粘膜の浮腫などが嗅裂方向に存在しないかを観察する．

3．画像検査

副鼻腔 CT にて副鼻腔炎所見の有無，高度の鼻中隔弯曲の合併を確認する．CT では，嗅裂粘膜が完全閉塞，部分閉塞，閉塞なしの 3 パターンがみられる[12]とされ，COVID-19 嗅覚障害の画像上の特徴の一つといえる(図 1)．MRI を用いた研究では，発症早期には，嗅粘膜の存在する嗅裂部の浮腫による閉塞が多くの症例でみられるのに対し，1 か月後の同一症例での撮影では嗅裂閉塞を認める症例が減少していることが報告されている[13]．SARS-CoV-2 感染に伴う嗅上皮の炎症性腫脹などにより嗅裂が閉塞しにおい分子が嗅上皮まで到達しなくなることによる気導性嗅覚障害が生じているか，感染に伴う嗅神経細胞の障害による嗅神経性嗅覚障害のどちらか，もしくは両方をきたしている可能性がある．閉塞なしの症例の場合は気導性の要因が少なく，嗅上皮もしくは嗅覚中枢の傷害による嗅神経性，中枢性嗅覚障害をきたしている可能性がある．

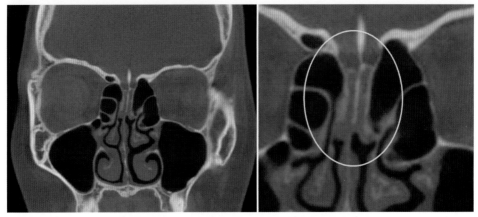

図 1. 嗅裂の軟部陰影による CT による閉塞所見
23歳，女性．2020年7月発症．発症から16日：VAS 12（mm），
T & T 認知域値5.8，OSIT-J 1点，異嗅症状なし

4．嗅覚検査

1）基準嗅力検査

T & T オルファクトメーター（第一薬品産業株式会社）を用いて行う（保険請求上の検査名は基準嗅覚検査となっている）．A（β-phenylethyl alcohol），B（methyl cyclopentenolone），C（isovaleric acid），D（γ-undecalactone），E（skatole）の5種類の嗅素を用いて，何かにおいがする濃度を検知域値して，何のにおいか判断できる濃度を認知域値とする．A～E の値を算術平均により平均検知域値，平均認知域値を求める．そして，平均認知域値から，正常，軽度・中等度・高度嗅覚障害，脱失の診断を行う．嗅覚障害の自覚症状改善時に再検査を行い，鼻科学会の嗅力改善度基準に従い，改善度の判定を行う．

2）静脈性嗅覚検査（アリナミンテスト）

アリナミン®注射液を被験者の左上肢正中静脈に注入し，注入開始から嗅感（ニンニク臭）が感知されるまでの時間を潜伏時間，嗅感発現から消失までの時間を持続時間として測定する．正常値は嗅覚健常者で潜伏時間8～9秒，持続時間は1～2分である．従来の感冒後嗅覚障害では，T & T オルファクトメーターによる基準嗅力検査で嗅覚脱失ではなくても，アリナミンテストでは無反応を示す症例が存在することが知られており，無反応すなわち嗅覚脱失とは言えないことに注意が必要である．

3）嗅覚同定能検査

海外では米国で開発された UPSIT（University of Pennsylvania Smell Identification）とドイツで開発された Sniffin' Sticks が代表的であるが，日本では日本人になじみの深いにおいで構成されたスティック型嗅覚検査（odor stick identification test for Japanese：OSIT-J，第一薬品産業株式会社）と OSIT-J を簡便化すべく開発されたオープンエッセンス（Open Essence：OE，富士フイルム和光純薬株式会社）が用いられている．薬事承認は得られておらず保険医療検査としては用いることができない．OSIT-J と OE はともに12種類（墨汁，材木，香水，メントール，みかん，カレー，家庭用ガス，ばら，ひのき，蒸れた靴下・汗臭い，練乳，炒めたにんにく）の嗅素を被験者に嗅がせて6つの選択肢から回答させ，その正答数を求めるもので，互換性がある[14]．COVID-19嗅覚障害に対する自験例では基準嗅力検査の認知域値平均と OSIT-J 正答数は強い相関を認めている（未発表）．当院では，嗅覚改善時，再検査を行い，同定能が改善していることを提示している．

当院に来院した COVID-19 嗅覚障害患者の臨床像

2020年4月～2022年3月までの2年間に当院に来院した COVID-19 罹患時もしくは罹患後に発症した嗅覚障害患者は104人であった（表1）．年齢は14～66歳（中央値28歳），男性42人，女性

表 1. 当院に来院した COVID-19 嗅覚障害患者の内訳

	COVID-19 嗅覚障害 (n＝104)	2019 年来院感冒後嗅覚障害 （発症 1 年以内）(n＝26)
性別	男性 42 人，女性 62 人(1：1.48)	男性 5 人，女性 21 人(1：4.2)
年齢	14～66 歳（中央値 28 歳）	39～82 歳（中央値 61 歳）
発症から初診までの日数	9～267 日（中央値 69.0 日）	21～360 日
初診時 VAS	31.6±30.5 mm	16.6±18.5 mm
異嗅症状	52 人(50.0%)	8 人(30.7%)
日常のにおいアンケート	34.7%	21.1%
T＆T オルファクトメーター	検知 1.9±1.6，認知 2.7±1.7	検知 2.4±1.9，認知 3.7±1.6
においスティック(OSIT-J)	6.5±3.7	施行せず
CT 所見	嗅裂閉塞所見 31/97 人(32.0%)	嗅裂閉塞所見 0 人

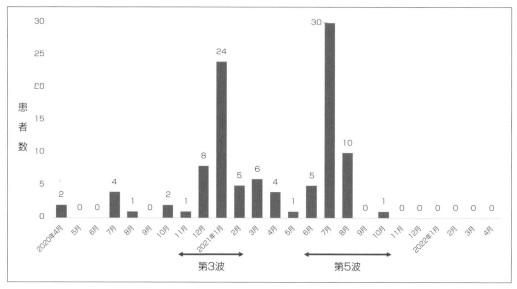

図 2. 当院に来院した COVID-19 嗅覚障害発症時期別患者数

62 人，発症から来院までの日数は 9～267 日（中央値 69.0 日）であり，従来の感冒後嗅覚障害として診断した患者より低年齢の受診が多く，男性の比率が増加した．発症した時期は COVID-19 の流行波にあわせて集中し，2021 年 1 月を中心とした第 3 波（α 株の流行期）期間の発症者が 38 人(36.5%)，と 2021 年 8 月を中心とした第 5 波（δ 株の流行期）期間の発症者が 46 人(44.2%)と，他の時期と比べて突出して多かった（図2）．初診時の VAS は平均 31.6，基準嗅力検査の検知域値の平均は 1.9，認知域値は平均 2.7 であった．静脈性嗅覚検査は 87 人に施行，無反応は 4 人のみであり潜時平均 19.2 秒，持続平均 64.8 秒であった．異嗅症状を訴えた患者は 52 人(50.0%)，CT にて嗅裂の閉塞所見を

認めた患者は副鼻腔炎合併を除く 97 人のうち 31 人(32.0%)であった．COVID-19 流行前年の 2019 年に当院で診断した発症 1 年未満の感冒後嗅覚障害 26 人においては CT での嗅裂閉塞所見は認めなかった．日本鼻科学会による嗅覚障害改善基準案に準じて治癒と診断した症例は 36 人，発症から治癒までの平均日数は 129.7 日であった．一方で，半数以上の 54 人が通院を中断し経過を追えなくなっており，嗅覚障害改善率の評価，治療効果の確認を困難にしている．

現在まで行われている治療と今後の治療展開

COVID-19 嗅覚障害に対する治療は従来の感冒後嗅覚障害の治療に準じた嗅覚トレーニングが推

奨されている[15]．原法は 2009 年に Hummel らにより報告された，レモン，バラ，ユーカリ，クローブの 4 つの嗅素を用いる方法[16]であるが，日本人に馴染みのない嗅素が含まれているため，現在本邦では日本人に合わせた嗅覚刺激療法の確立に向けた臨床試験を進めている段階である．そのため，現時点では2015 年に発行された嗅覚障害診療ガイドライン[17]に記載されている感冒後嗅覚障害に対する治療に準じた治療を行うよう推奨している．本邦では感冒後嗅覚障害の治療にステロイド点鼻および内服，ビタミン製剤，代謝改善薬，亜鉛製剤，医療用漢方製剤など多くの薬剤が使用されてきたが，エビデンスは少ない．近年，当帰芍薬散を感冒後嗅覚障害に対して処方する施設が増え，多施設共同臨床試験も行われたが，現時点では嗅覚障害への保険適用がなく，男性や若年層の嗅覚障害も多く認めることから，当院では現在嗅覚刺激療法の指導とメコバラミンの投与を基本とし，年齢性別に応じて当帰芍薬散の処方を行う方針としている．局所ステロイドの効果についてのメタ解析では急性期の嗅覚障害への効果は認められるものの最終的にはプラセボと有意差がなくなる[18]とされている．また，内服ステロイド投与の効果については報告もあるが[19]，発症早期の改善率に差は認められるも，長期的な観察後の統計学的有意差は嗅覚刺激療法単独群と比較して認められないことから，嗅覚障害遷延例に対しての全身性ステロイド投与に関しては積極的に推奨されていない[20]．ただし，副鼻腔炎所見を認める症例，内視鏡検査で鼻粘膜・嗅裂周囲の粘膜の浮腫が強い症例など局所炎症所見を認める症例に関しては一時的な全身性，もしくは局所ステロイド投与の検討の余地があると考える．

後遺障害への対応

COVID-19嗅覚障害は急性期での自然改善率が高いものの，患者数の多さからは長期にわたって障害が残存する例への対応が問題となる．英国でのCOVID-19発症 6 か月後の自覚症状調査では刺激性異嗅症の有病率が 43.5％と報告されている[21]．また，Ohla ら[22]は COVID-19 罹患平均 200 日後の調査において嗅覚障害が持続している患者の 63.5％に刺激性異嗅症状を認め，嗅覚が改善した患者の 23.9％にも異嗅症状が残存していると報告している．当院でも基準嗅力検査の結果が正常もしくは軽度障害であっても異嗅症状があることで QOL を著しく障害されている例を経験しており，病態解明，治療法確立にむけた研究が進行中であることから，現時点で嗅力検査の結果のみで評価することなく精神面も含めた長期にわたる経過観察や治療が必要と考える．

おわりに

COVID-19は従来のウイルス性上気道炎と比較して多種で重度の後遺障害を引き起こしている．嗅覚という五感の一つが障害され後遺症となる状況は患者数の多さと発症年齢が低いことから長期的な社会問題ともなり得る．COVID-19 嗅覚障害の患者の予後はまだ不明な点が多いため，治療法が限られている分野ではあるが，医療者側は従来の嗅覚障害に関する知識をもとに早々に予後を伝えるのではなく，リハビリテーションの意識をもって長期にわたるフォローを行うべきである．

文　献

1) Tong JY, Wong A, Zhu D, et al：The Prevalence of Olfactory and Gustatory Dysfunction in COVID-19 Patients：A Systematic Review and Meta-analysis. Otolaryngol Head Neck Surg, **163**：3-11, 2020.
2) 厚生労働科学研究成果データベース：新型コロナウイルス感染症による嗅覚，味覚障害の機序と疫学，予後の解明に資する研究（代表：三輪高喜）．https://mhlw-grants.niph.go.jp/project/146094
3) Hopkins C, Surda P, Whitehead E, et al：Early recovery following new onset anosmia during the COVID-19 pandemic- an observational cohort study. J Otolaryngol Head Neck Surg, **49**：26, 2020.

4) Boscolo-Rizzo P, Tirelli G, Meloni P, et al：COVID-19-related smell and taste impairment with widespread diffusion of SARS-CoV-2 Omicron variant. Int Forum Allergy Rhinol, 12, 2022.

5) 三輪高喜：新型コロナウイルス感染症と嗅覚・味覚の異常. 臨床とウイルス, **48**：258-268, 2020.

6) Fark T, Hummel T：Olfactory disorders：Distribution according to age and gender in 3400 patients. Eur Arch Otorhinolaryngol, **270**：777-779, 2013.

7) Reden J, Mueller A, Mueller C, et al：Recovery of olfactory function following closed head injury or infections of the upper respiratory tract. Arch Otolaryngol Head Neck Surg, **132**：265-269, 2000.

8) Duncan HJ, Seiden AM：Long-term follow-up of olfactory loss secondary to head trauma and upper respiratory tract infection. Arch Otolaryngol Head Neck Surg, **121**：1183-1187, 1995.

9) 愛場庸雅, 森　淳子, 小島道子ほか：COVID-19患者にみられる嗅覚味覚障害の有症率と予後―大阪市立重曹市民病院での調査結果から―. 日耳鼻会報, **125**：43-49, 2022.

10) 上羽瑠美：COVID-19 における嗅覚障害と今後の展望. 味と匂誌, **27**：87-92, 2020.

11) Lechien JR, Michel J, Radulesco T, et al：Clinical and radiological evaluations of COVID-19 patients with anosmia：preliminary report. Laryngoscope, **130**：2523-2531, 2020.

12) Chung T WH, Sridhar S, Zhang AJ, et al：Olfactory Dysfunction in Coronavirus Disease 2019 Patients：Observational Cohort Study and Systematic Review：Open Forum Infection Disease, 7：ofaa199. doi：10.1093/ofid/ofaa199. eCollection 2020.

13) Eliezer M, Hamel AL, Houdart E, et al. Loss of smell in patients with COVID-19：MRI data reveal a transient edema of the olfactory clefts. Neurology, **95**：e3145-3152, 2020.
Summary　20 人中 COVID-19 嗅覚障害の発症時の MRI 画像による嗅裂閉塞所見を 19 人に認め, 1 か月後の MRI では 7 人に閉塞所見の残存を認め, 嗅覚スコアと嗅裂閉塞には相関を認めた.

14) 藤尾久美, 荻野枝里子, 中川隆之：スティック型嗅覚検査法（Odor Stick Identification Test for Japanese：OSIT-J）と嗅覚同定能力研究用カードキット（Open Essence：OE）の互換性. 日鼻誌, **61**：99-104, 2022.

15) Lisa K, Hummel T：Olfactory Dysfunction in COVID19 Diagnosis and Management. JAMA insights Clinical update, **323**：2512-2514, 2020.

16) Hummel T, Rissom K, Reden J, et al：Effects of olfactory training in patients with olfactory loss. Laryngoscope, **119**：496-499, 2009.
Summary　56 人の副鼻腔炎以外の嗅覚障害患者を嗅覚トレーニング群とトレーニング無しの群に分け, トレーニング群に嗅覚機能の改善を認めた.

17) 日本鼻科学会（編）：嗅覚障害診療ガイドライン. 日鼻誌, **56**：487-566, 2017.

18) Kim DH, Kim SW, Kang M, et al：Efficacy of topical steroids for the treatment of olfactory disorders caused by COVID-19：A systematic review and meta-analysis. Clin Otolaryngol, 30：doi：10.1111/coa.13933. Online ahead of print. 2022.

19) Vaira LA, Hopkins C, Petrocelli M, et al：Efficacy of corticosteroid therapy in the treatment of long-lasting olfactory disorders in COVID-19 patients. Rhinology, **59**：21-25, 2021.

20) Huart C, Philpott CM, Altundag A, et al：Systemic corticosteroids in coronavirus disease 2019（COVID-19）-related smell dysfunction：an international view. Int Forum Allergy Rhinol, **11**：1041-1046, 2021.

21) Hopkins C, Surda P, Vaira LA, et al：Six month follow-up of self-reported loss of smell during the COVID-19 pandemic. Rhinology, **59**：26-31, 2021.

22) Ohla K, Veldhuizen MG, Green T, et al：A follow-up on quantitative and qualitative olfactory dysfunction and other symptoms in patients recovering from COVID-19 smell loss. Rhinology. 2022 Apr 10. doi：10.4193/Rhin21.415. Online ahead of print.
Summary　Global Consortium for Chemosensory Research（GCCR）の調査に回答した 1,468 人の COVID-19 嗅覚障害患者を嗅覚改善例, 嗅覚障害残存例に分けて異嗅症状の発生率, 他の Long-COVID 症状との合併率を調査した.

MB ENT, 278：25-30, 2022

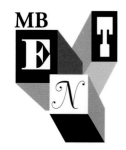

◆特集・耳鼻咽喉科領域におけるコロナ後遺症─どう診る，どう治す─

COVID-19 後遺症としての味覚障害

田中真琴*

Abstract 新型コロナウイルス感染症（COVID-19）の流行初期に，『感染初期に急に発症する嗅覚・味覚障害』が高率に出現することが報告され注目を集めた．これらの症状は，比較的速やかに改善することが多い．COVID-19 の嗅覚障害の原因として ACE2 受容体と TMPRSS2 の関与が証明されつつあるが，味覚障害の発症機序については，明確ではない．また，味覚機能の評価を行った報告は少なく，実際にどの程度の味覚低下が生じているか不明であるが，嗅覚障害に伴う風味障害の可能性が示唆されている．また，変異株の出現で，デルタ株以降の味覚障害の発症頻度が低下したようである．COVID-19 による味覚障害は嗅覚障害と切り離すことは難しく，その治療は双方に対応することが重要であると考えられる．

Key words 新型コロナウイルス感染症（COVID-19），味覚障害（taste disorder），風味障害（flavor disorder），亜鉛補充療法（zinc replacement treatment），嗅覚刺激療法（olfactory training）

はじめに

2019 年末に中国武漢から始まった新型コロナウイルス感染症（coronavirus disease 2019：以下，COVID-19）の症状として，発熱・咳などの感冒様症状から，呼吸困難などの肺炎症状，下痢・嘔吐などの消化器症状が挙げられる．また，流行初期から COVID-19 で嗅覚・味覚異常が急に出現するという報告が複数でなされ，嗅覚・味覚異常の訴えが多いのはこれまでの他の感染症とは異なり，注目を集めた．

2022 年 6 月には全世界で感染者は 5 億人，日本国内でも 1,000 万人を超え（図 1），流行の終息は未だみえていない．この間，流行期は 7 波を数え（表 1），新型コロナウイルス（SARS-CoV-2）の変異株の出現により，その感染性や症状は変化し続けている．

本稿では，流行開始から約 2 年半経過した時点での報告のまとめと当科での経験について述べる．

従来株（2020 年前半）による嗅覚・味覚障害

流行初期の 2020 年 7 月に報告されたヨーロッパの研究では，成人の COVID-19 による嗅覚・味覚障害はそれぞれ嗅覚 85.6%，味覚 88.0% と高率に出現するとされた[1]．一方，Tong ら[2] の 10 論文の meta-analysis では，COVID-19 での嗅覚異常は 52.73%（95%CI，29.64〜75.23%），味覚異常は 43.93%（95%CI，20.46〜68.95%）の発症率であり，同様に，Lehrich ら[3] は 24 論文の分析で，嗅覚異常の出現率が 49.6%（95%CI，46.5〜52.7%），味覚障害の発症率が 47.9%（95%CI，44.8〜51.0%）とした．これらは，人種や地域による発症率の差にも言及されていたが，調査法も様々で一律でなく，エビデンスが高いとは言い難い．

* Tanaka Makoto，〒 150-0013 東京都渋谷区恵比寿 2-34-10　地方独立行政法人東京都立病院機構東京都立広尾病院耳鼻咽喉科，医長／〒 173-8610 東京都板橋区大谷口上町 30-1　日本大学医学部耳鼻咽喉・頭頸部外科学分野

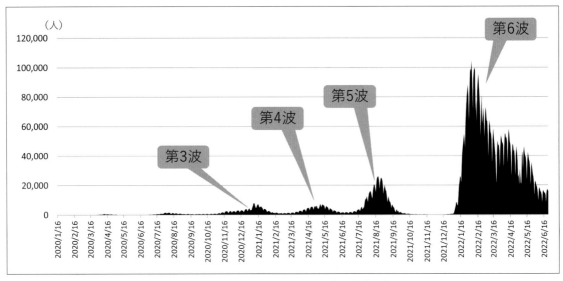

図 1. 日本国内での COVID-19 の感染者数の推移
（NHK 新型コロナウイルス関連データベースより改変）

表 1. 日本での COVID-19 の流行期と流行株

流行期	期間	流行株
第 1 波	2020 年 1 月 29 日〜6 月 13 日	従来株
第 2 波	2020 年 6 月 14 日〜10 月 9 日	従来株
第 3 波	2020 年 10 月 10 日〜2021 年 2 月 28 日	アルファ株
第 4 波	2021 年 3 月 1 日〜6 月 20 日	アルファ株
第 5 波	2021 年 6 月 21 日〜12 月 16 日	デルタ株
第 6 波	2021 年 12 月 17 日〜2022 年 6 月 24 日	オミクロン株
第 7 波	2022 年 6 月 25 日〜	

※感染拡大の期間（波）の定義は，大阪府感染症情報センターの
　分析による

従来株における自施設での COVID-19 患者の嗅覚・味覚異常の自覚症状のアンケート調査（図2）

筆者は 2020 年 4 月 14 日〜5 月 11 日の 4 週間に日本大学医学部附属板橋病院の発熱外来を受診した患者に嗅覚と味覚に関するアンケート調査を行った．当時は，急性期の患者に対して耳鼻咽喉科医が直接介入することが困難であったため，機能検査は施行できなかった．アンケート調査に同意を得た受診患者 631 例のうち，SARS-CoV-2 のRT-PCR 検査が陽性であった患者は 37 例（男性 26例，女性 11 例），平均年齢 47.4 歳であった．これらのうち，嗅覚または味覚に異常があると回答した患者は 20 例（54.1%）であり，PCR 検査が陰性であった患者と比較して有意に出現率が高かった．そのうち，嗅覚・味覚両方の異常を訴える患者は 16 例（80.0%）であり，発症日の回答があった13 例中 12 例（92.3%）が，嗅覚・味覚異常を同時に発症した．嗅覚異常のみを訴える患者が 2 例（12.5%），味覚異常のみを訴える患者が 2 例（12.5%）であった．嗅覚異常を訴える 18 例のうち，嗅覚異常以外の鼻症状を訴えたのは，鼻漏が6 例（33.3%），鼻閉が 9 例（50.0%），くしゃみが4 例（22.2%），異臭が 1 例（5.6%）であった．また，味覚異常を訴える患者 18 例のうち，味覚異常以外の口腔内症状は，口渇が 9 例（50.0%），舌痛が 4 例（22.2%），自発性異常味覚が 2 例（11.1%）であった．自身の嗅覚・味覚異常の程度を visualanalogue scale（VAS）を用いて，「全くにおいがしない・味がしない」を「0」，「正常」を「100」とし 11 段階で評価してもらい，0〜30 を重症，40〜60 を中等症，70〜100 を軽症と分類した．嗅覚異常を訴える 18 例のうち，重症は 14 例（77.8%），中等症は 2 例（11.1%），軽症は 2 例（11.1%）であった．また，味覚異常を訴える患者 18 例のうち，重症は 10 例（55.6%），中等症は 5 例（27.8%），軽症は 3 例（16.7%）であった．味覚異常と比べて嗅覚異常のほうが，より強く症状を自覚する傾向があり，これらから COVID-19 による味覚障害の中には風味障害が含まれているのではないかと考えたが，機能検査を行えなかったため，あくまで予想の範囲をでなかった．

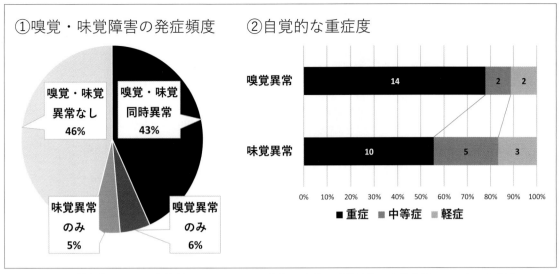

①嗅覚・味覚障害の発症頻度

- 嗅覚・味覚異常なし 46%
- 嗅覚・味覚同時異常 43%
- 味覚異常のみ 5%
- 嗅覚異常のみ 6%

②自覚的な重症度

	重症	中等症	軽症
嗅覚異常	14	2	2
味覚異常	10	5	3

図2. 従来株における自施設での COVID-19 患者の嗅覚・味覚異常の自覚症状のアンケート調査

COVID-19 による味覚障害の機序

一般に味覚障害の原因は，呈味物質が味蕾に到達しないことで生じる伝導障害，味覚の末梢受容器である味蕾の機能障害による末梢受容器障害，味蕾からの情報を味覚中枢に伝達する味神経の障害である味神経障害，味覚中枢の器質性障害と心因的要素が関連する機能性障害を合わせた中枢神経障害に分類される．従来から，感冒後に味覚障害が生じることが知られているが，その機序は明確にはされておらず，味覚機能検査を施行すると嗅覚障害に伴う風味障害であるケースも多い．

COVID-19 の嗅覚障害の発生機序については，嗅上皮の支持細胞の障害であることが明らかになってきている．すなわち，SARS-CoV-2 は細胞表面のアンギオテンシン変換酵素 2(angiotensin converting enzyme 2：以下，ACE2)受容体と結合すると，蛋白分解酵素である TMPRSS2 がウイルスのタンパクを切断して，ウイルスは細胞内に侵入する．嗅上皮の支持細胞とボウマン腺細胞にも ACE2 受容体と TMPRSS2 が存在し，これらを介してウイルスが感染し，嗅粘膜の炎症が惹起されると報告されている[4)5)]．

一方，味覚障害の発生機序は，嗅覚障害と同様に舌口腔粘膜上皮の ACE2 受容体が関与している可能性に言及している報告[6)]もあるが，嗅覚障害のような病理学的な裏付けはなく，未だ不明である．また，味覚の末梢受容器である味蕾の機能障害の原因に亜鉛欠乏が知られているが，COVID-19 患者の血清亜鉛値が有意に低下していて，亜鉛欠乏が重症化のリスク因子であるという報告や[7)]，COVID-19 の嗅覚・味覚障害は亜鉛欠乏を反映しているという報告[8)]がある．血清亜鉛値の低下は，COVID-19 による炎症性の消耗や感染前の潜在的な亜鉛欠乏が遷延しているなどの原因が考えられる．亜鉛の補充で味覚障害が改善したという報告[9)]もあるが，亜鉛欠乏が COVID-19 による味覚障害の原因かは明確でない．

アルファ株(2021 年前半)による
本邦での嗅覚・味覚障害

厚生労働科学特別研究事業による「新型コロナウイルス感染症による嗅覚，味覚障害の機序と疫学，予後の解明に資する研究(代表研究者　三輪高喜)」[10)]では，2021 年 2〜5 月(第 3 波・第 4 波)の新型コロナウイルス感染症患者に対し，嗅覚・味覚障害の自覚症状についてのアンケート(対象人数 251 人)と嗅覚機能検査である Open Essence 検査と味覚機能検査である Taste Strips 検査(対象人数 119 人)を施行し，その結果を報告している(図 3)．本報告の自覚症状のアンケートでは，嗅覚障害と味覚障害両方の症状がある患者が 37%，嗅覚障害のみの患者が 20%，味覚障害のみの患者が 4%，嗅覚・味覚ともに問題のない患者が 39%

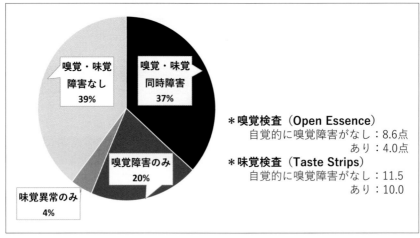

図 3. アルファ株(2021 年前半)による嗅覚・味覚障害の自覚症状についてのアンケート(n＝251)と Open Essence 検査と Taste Strips 検査(n＝119)の結果(文献 10 より改変)

であった．これらは，前述の従来株での嗅覚・味覚障害の発症頻度と同様の結果であるといえる．1 か月後の調査での改善率は，嗅覚障害が 60％，味覚障害が 84％と，速やかに改善していることが伺える．また，Open Essence 検査(8 点以上が正常範囲)では，自覚的に嗅覚障害がある患者の平均点が 4.0 点，症状がない患者の平均点が 8.6 点で，自覚症状のある患者の点数は低値を示した．一方，Taste Strips 検査(9/16 以上正解で正常範囲)では，自覚的に味覚障害がある患者の平均が 11.5，症状がない患者の平均が 10.0 とともに正常範囲であった．機能検査がなされた貴重な調査であり，味覚障害を訴える患者の多くは，風味障害である可能性が高いことが示唆されている．

デルタ株(2021 年後半)・オミクロン株(2022 年前半)による嗅覚・味覚障害

米国の約 60 万人を対象としたデーターベースの嗅覚・味覚障害患者 3,431 人に関する検討で，従来株をベースラインに設定した嗅覚・味覚障害出現率のオッズ比は，アルファ株が 0.50，デルタ株が 0.44，オミクロン株が 0.17 で，最近の変異株による嗅覚・味覚障害のリスクは大幅に減少していると報告[11]された．また，イタリアからは，2020 年 3〜4 月(従来株)における嗅覚障害の発症率が 62.6％，味覚障害が 57.6％であったのと比較して，2022 年 1〜2 月(オミクロン株)では，嗅覚

障害が 24.6％，味覚障害が 26.9％と大きく減少したと報告[12]された．変異株によって，嗅覚・味覚障害の発症率が変化していることは明らかであるが，その機序も不明であり，今後の発症率の増減や程度も含めて続報が待たれる．

COVID-19 による嗅覚・味覚障害の治療

COVID-19 による嗅覚・味覚障害は，発症 2 週間以内に 6〜8 割が回復するとされ，予後は比較的良好であるが，1 か月を経過しても改善しない場合もある．厚生労働省による『新型コロナウイルス感染症診療の手引き 別冊罹患後症状のマネジメント』の中の「嗅覚・味覚症状へのアプローチ」では，診断後 2 週間以上経過しても症状が続く場合は，近くの耳鼻咽喉科を受診するよう勧めている．また，その治療として，嗅覚障害に関しては，『嗅覚障害診療ガイドライン[13]』を参考に行うとし，味覚障害に関しては特化した治療はないが亜鉛低値を示す場合は亜鉛製剤を投与する，としている．

東京都立広尾病院耳鼻咽喉科では筆者の着任に伴い 2021 年 6 月に，コロナ後遺症(嗅覚・味覚障害)外来を開設し，2022 年 3 月までの受診患者は 10 例であった．詳細を表 2 に示す．発症時期は，8 例(80％)が従来株またはアルファ株であり，デルタ株以降の症例は 2 例(20％)であった．自覚症状のスコア(VAS)では，重症の患者は比較的少なく，「発症当時よりは改善しているが，完全でな

表 2. 都立広尾病院コロナ後遺症外来受診患者のまとめ

年齢	性別	発症時期	自覚症状（VAS）		T & T		異臭	EGM	Disc	血清 Zn（μg/dL）	転帰
			嗅覚	味覚	検知域値	認知域値		鼓索神経領域平均			
58	F	2020.12	90	90	1.3	4.0		2	3.3	78	発症 2 年後不変
54	F	2020.8	60	80	1.5	3.3		0	3.5	68	発症 1 年 6 か月後改善
54	F	2020.9	100	100	1.3	2.8	○	6	3.0	60	発症 1 年 1 か月後改善
33	F	2021.1	80	70	1.8	4.3		2	3.5	50	発症 8 か月後改善
16	M	2021.2	40	50	1.5	1.5	○	2	3.4	84	再診受診なし
34	F	2021.3	0	70	5.8	5.8	○	0	3.0	70	発症 9 か月後不変
43	F	2021.3	10	100	2.3	2.3		4	3.0	86	発症 7 か月後改善
90	M	2021.4	40	50	1.5	3.5		4	3.0	72	発症 10 か月後不変
36	F	2021.8	50	50	1.5	3.8		4	4.3	81	発症 6 か月後改善
13	M	2022.2	80	80	1.0	2.0		－6	3.0	83	発症 1 か月後治癒

	ラベンダー	ユーカリ	レモン	クローブ
第1群 1〜16週				
	ゼラニウム	フランキンセンス	ベルガモット	シナモン
第2群 17〜32週				
	イランイラン	シダーウッド	ライム	ナツメグ
第3群 33〜48週				

図 4. 嗅覚刺激療法用の嗅素の種類

い」との主訴が多い．基準嗅力検査結果では，検知域値と認知域値に乖離がみられることが多く，異臭症を訴える患者が3例（30％）であった．また，電気味覚検査および濾紙ディスク検査結果は，ほぼ正常範囲の患者が多く，ここでも味覚障害を訴える患者の多くは，風味障害の可能性が高いと考えられた．血清亜鉛値が基準値（＜80 μg/dL）以下の症例が6例（60％）であり，血清亜鉛値が低値の傾向があった．これらの患者は，亜鉛補充療法で基準値内まで回復した．本稿は，COVID-19による味覚障害についての原稿依頼ではあるが，これ

まで述べてきたように，味覚障害の治療を嗅覚障害の治療と切り離すのは困難であるため，当科では，嗅覚刺激療法，亜鉛補充療法を主体に行っている．当科では嗅覚刺激療法として，匂いのプリズムを考慮した4種類のアロマオイルまたは食用スパイスを患者自身に購入してもらい（どこで買えるのかわからないという患者には，商業施設で多店舗を展開している販売店の名前も数店紹介している），朝晩それらを嗅ぐよう指導している．図4と同じアロマオイルを16週間使用したら，次の4種類へ変更し，さらに16週で次の4週類へと

嗅素を変更してもらう．希望があれば，当帰芍薬散の内服も行う．亜鉛補充療法は通常の味覚障害治療に準じて，血清亜鉛値が正常範囲でも，少なくとも3か月は継続している．発症後1年6か月経過して改善した症例もあり，気長に継続してもらうよう説明している．一方，発症2年経過しても改善しない症例もあった．従来の嗅覚・味覚障害と同様，治療方法の選択肢が少ないことが課題である．

まとめ

COVID-19の味覚障害については，流行初期から言及されてきたにもかかわらず，その病態や治療法について解明が進んでいないのが現状である．多くは，風味障害が主体であると考えられるが，少ないながらも自覚的に味覚異常のみを訴え，機能検査も味覚のみ異常値を示す患者も存在することから，さらに症例の蓄積や基礎的研究の裏付けが望まれる．

文　献

1) Lechien JR, Chiesa-Estomba CM, De Siati DR, et al：Olfactory and Gustatory Dysfunctions as a Clinical Presentation of Mild-To-Moderate Forms of the Coronavirus Disease(COVID-19)：A Multicenter European Study. Eur Arch Otorhinolaryngol, **277**：2251-2226, 2020.
   Summary　欧州12病院での調査で，COVID-19の軽症，中等症患者のうち，嗅覚障害を86%に，味覚障害を88%に認めたと報告した．

2) Tong JY, Wong A, Zhu D, et al：The Prevalence of Olfactory and Gustatory Dysfunction in COVID-19 Patients：A Systematic Review and Meta-analysis. Otolaryngol Head Neck Surg, **163**(1)：3-11, 2020.

3) Lehrich BM, Goshtasbi K, Raad RA, et al：Aggregate Prevalence of Chemosensory and Sinonasal Dysfunction in SARS-CoV-2 and Related Coronaviruses. Otolaryngol Head Neck Surg, **163**(1)：156-161, 2020.

4) Ueha R, Kondo K, Kagoya R, et al：ACE2, TMPRSS2, and Furin expression in the nose and olfactory bulb in mice and humans. Rhi-nology, **59**：105-109, 2021.

5) Bryche B, St Albin A, Murri S, et al：Massive transient damage of the olfactory epithelium associated with infection of sustentacular cells by SARS-CoV-2 in golden Syrian hamsters. Brain Behav Immun, **89**：579-586, 2020.

6) Wang Z, Zhou J, Marshall B, et al：SARS-CoV-2 receptor ACE2 is enriched in a subpopulation of mouse tongue epithelial cells in nongustatory papillae but not in taste buds or embryonic oral epithelium. ACS Pharmacol Transl Sci, **3**：749-758, 2020.

7) Jothimani D, Kailasam E, Danielraj S, et al：COVID-19：Poor outcomes in patients with zinc deficiency. Int J Infect Dis, **100**：343-349, 2020.

8) Proper E：Smell/Taste alteration in COVID-19 may reflect zinc deficiency. Clin Biochem Nutr, **68**(1)：3, 2021.

9) Santos HO：Therapeutic supplementation with zinc in the management of COVID-19-related diarrhea and ageusia/dysgeusia：mechanisms and clues for a personalized dosage regimen. Nutr Rev, **80**(5)：1086-1093, 2022.

10) 厚生労働科学研究成果データベース：新型コロナウイルス感染症による嗅覚，味覚障害の機序と疫学，予後の解明に資する研究（代表：三輪高喜）．https://mhlw-grants.niph.go.jp/project/146094
    Summary　アルファ株流行期間の国内の無症状から中等症の患者のうち，嗅覚障害を58%に，味覚障害を41%に認めたと報告した．

11) Coelho DH, Reiter ER, French E, et al：Decreasing Incidence of Chemosensory Changes by COVID-19 Variant. Otolaryngol Head Neck Surg. 2022 May 3：1945998221097656. doi：10.1177/01945998221097656. Online ahead of print
    Summary　2020年3～4月と2022年1～2月の調査で，嗅覚障害が62.6%から24.6%に，味覚障害が57.6%から26.9%に減少したと報告した．

12) Boscolo-Rizzo P, Tirelli G, Melini P, et al：COVID-19-related smell and taste impairment with widespread diffusion of SARS-CoV-2 Omicron variant. Int Forum Allergy Rhinol 12：2022. Online ahead of print.

13) 日本鼻科学会(編)：嗅覚障害診療ガイドライン．日鼻誌, **56**：487-566, 2017. https://www.jstage.jst.go.jp/article/jjrhi/56/4/56_487/_pdf/-char/ja

MB ENT, 278：31-37, 2022

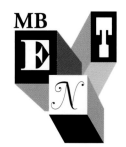

◆特集・耳鼻咽喉科領域におけるコロナ後遺症―どう診る，どう治す―

COVID-19 後遺症としてのめまい

野村泰之*

Abstract　2019 年冬に勃発したコロナ禍：COVID-19 による様々な症状のうち，めまいについて解説する．勃発から約 3 年を経た現在，世界各国からのめまいの報告の多くは内科的症状を含む dizziness である．おそらくコロナ陽性患者の 2 割ほどに認められると考えられる．回転性めまい：vertigo はそれよりも少なく，おそらく 1 割未満であろうが，前庭神経炎，良性発作性頭位めまい症のような症状や，ワクチン接種後に認められる報告もある．さらに，コロナ禍の社会現象に伴ってストレスや心理的側面からのめまい症状を訴える患者にも臨床現場では遭遇する．それらを含めてコロナ禍のめまいの現況を解説する．

Key words　COVID-19(corona virus disease)，コロナ禍，めまい(vertigo, dizziness)

はじめに

本稿が出版される 2022 年 12 月には，新型コロナ感染症(以下，COVID-19)が武漢で出現して丸 3 年が経過したことになる．本特集号は「耳鼻咽喉科領域におけるコロナ後遺症」として各領域の先生方がそれぞれ執筆されている．どの領域でも世界中で日々刻刻と新たな論文・報告が出されている．今後も増え続けると思うが，本稿を執筆している 2022 年半ばの時点での「COVID-19 後遺症としてのめまい」について記してみたい．

COVID-19 の後遺症状については現時点で，厚生労働省ホームページから「新型コロナウイルス感染症(COVID-19)診療の手引き・罹患後症状のマネジメント(第 1 版)」[1]や「新型コロナウイルス感染症の後遺症」[2]などを閲覧することができる．それによると WHO では「post COVID-19 condition」と呼称し，本邦の手引きでは「COVID-19 罹患後症状(いわゆる"後遺症"あるいは"遷延症状")」と呼称するとしている．そして，WHO の

定義では「新型コロナウイルスに罹患し少なくとも症状が 2 か月以上持続し，また，他の疾患による症状として説明がつかないもの」としている．定義などについても今後さらに更新されると思うが，本稿では COVID-19 の影響で引き起こされためまいを理解しやすいように，後述する分類にしてみた．

COVID-19 とめまい

COVID-19 にまつわるめまいの報告は 2020 年頃から散見されるようになり[3]，その後急増した．もちろん耳鳴や難聴といった他の耳科学的報告も数多くあるが，それらの症状については本特集号の他稿に委ねたい．めまいに関していえば，当初は COVID-19 の主症状であった呼吸器症状に伴うめまい感や，頭痛的なめまい感も dizziness として表現されていた．そして，現在でも dizziness, vertigo, balance disorder, disequilibrium などの表現の厳密な区別をつけにくい報告状況ではある．

* Nomura Yasuyuki, 〒 173-8610 東京都板橋区大谷口上町 30-1　日本大学医学部耳鼻咽喉・頭頸部外科学分野，診療准教授

1．「**COVID-19 罹患性めまい**」：COVID-19 というウイルス性疾患そのものにより生じたとみられるめまい病態

　　ⅰ）中枢性めまい
　　ⅱ）末梢性めまい ━━━━ ａ）前庭神経炎タイプ
　　　　　　　　　　　　　 ｂ）良性発作性頭位めまい症タイプ ━━━ ① 内耳前庭への何らかの器質的・機能的侵害タイプ
　　　　　　　　　　　　　　　　　　　　　　　　　　　　　　② 長期臥床・自粛制限タイプ

　　ⅲ）その他のめまい

2．「**ワクチン接種後めまい**」：COVID-19 ワクチン接種後に生じたとみられるめまい病態

3．「**コロナ禍現象めまい**」：コロナ禍という社会的事象により生じたとみられるめまい病態

　　ⅰ）ストレス性，心因性，自律神経調節障害性タイプ
　　ⅱ）何らかの前庭平衡機能障害を伴っているタイプ

図 1. COVID-19 関連めまいの分類

しかしながら，COVID-19 にかかわるめまいとして，現時点で下記 3 つのカテゴリーに大別されると筆者は考える．理解しやすいように下記のように呼称してみる．

1．「**COVID-19 罹患性めまい**」：COVID-19 というウイルス性疾患そのものにより生じたとみられるめまい病態

2．「**ワクチン接種後めまい**」：COVID-19 ワクチン接種後に生じたとみられるめまい病態

3．「**コロナ禍現象めまい**」：コロナ禍という社会的事象により生じたとみられるめまい病態

通常考えられる「COVID-19 後遺症としてのめまい」といえば狭義的には 1 の「COVID-19 罹患性めまい」であろう．しかし，実地臨床的には 2.「ワクチン接種後めまい」や 3.「コロナ禍現象めまい」に遭遇することもある．これらを厳密に区分しようとしても難しい場合もあるが，本稿ではできるだけこの 3 つのカテゴリーに沿って解説してみたい（図 1）．ただし，まだ現時点でコロナ禍は進行途中であり当然さらに新たな知見や定義も登場するであろう．

1．「COVID-19 罹患性めまい」：COVID-19 というウイルス性疾患そのものにより生じたとみられるめまい病態

厚生労働省の「新型コロナウイルス感染症の後遺症」ホームページに "vertigo" という病名が登場するグラフがある[2]．2020 年の JAMA 論文からの引用グラフで「COVID-19- Related Symp-toms」の一つとして "vertigo" が COVID-19 罹患急性期の症状として 3 割弱，フォローアップ期間の症状として 1 割弱に認められたと示されている[4]．この vertigo はいわゆる dizziness を多く含むと筆者は考える．なぜならば，世界の報告例のほとんどは dizziness だからである．世界の諸家のめまい報告をみてみると，おそらく世界で最初に Mao ら[5]は武漢の入院患者 214 人のうちの 36 人（16.8％）が dizziness を呈したと報告している．Viola ら[6]は 2020 年半ばに COVID-19 罹患後の 185 人を対象とした調査で 18.4％が equilibrium dis-order を訴えており，そのうちの 32 人（94.1％）は dizziness で 2 人（5.9％）が vertigo であったと報告している．Saniasiaya ら[7]は 14 文献のレビューで dizziness が 4〜30％と報告している．Jafari ら[8]は 9 文献 2,013 例のメタ解析で dizziness が 12.2％と報告している．また，Almufarrij ら[9]はメタ解析で rotatory vertigo が 7.2％であったと報告している．Alde ら[10]は 1,512 人の COVID-19 陽性患者の 251 人（16.6％）が dizziness を訴えて，その内訳としてくらくら感（lightheadness）110 人（43.8％），ふらつき（disequilibrium）70 人（27.9％），気の遠くなる感じ（presyncope）41 人（16.3％），vertigo 30 人（12％）であったと報告している．すなわち，vertigo は全体 1,512 人の 2％ということになる．また，女性が多かったと報告している．前庭機能の評価としては，Tan ら[11]がコロナ陽性 26 例が正常 27 例に比較して oVEMP，cVEMP， vHIT で機能低下を認めたと報告している．本邦では前田ら[12]が cVEMP の潜時延長から中枢病変の関与を疑った例を報告している．

コロナ禍初期の報告ではあるが，本邦で細谷[13]が SARS-CoV-2 感染による症状として中耳疾患，内耳疾患，神経・中枢性障害により急性中耳炎，急性感音難聴，前庭神経炎，ウイルス性髄膜炎，などが生じるとまとめている．当時の報告で，COVID-19 における前庭障害として浮動性めまいが 5〜30%[14)15]，回転性めまいが 1〜6%[6)14]ほど生じるとしている．浮動性めまいの原因としては中枢への直接障害や炎症，虚血の影響を想定している．また，回転性めまいでは長期入院による良性発作性頭位めまい症や前庭神経炎[16]を挙げている．さらに COVID-19 の治療に用いられるクロロキンやヒドロキシクロロキンの内耳毒性の可能性も述べている．治療薬による薬剤性内耳毒性の関与については Karimi-Galougahi ら[3]も考察している．しかし，回転性めまいと浮動性めまい，vertigo と dizziness の区別がはっきりしない報告もあり，現状ではひとまとめにして「めまい」と称せざるを得ない状況でもある．

そして，この「COVID-19 罹患性めまい」：COVID-19 というウイルス性疾患そのものにより生じたとみられるめまい病態，はさらに中枢性めまいと末梢性めまいに分けられると筆者は考える．

1）中枢性めまい

中枢性前庭障害によるめまいの可能性については，本邦では川本ら[17]の報告が参考になる．COVID-19 における脳神経内科領域の症状や画像診断を報告しており，テント上病変のみならず小脳や小脳脚付近に病変が描出されている症例もある．この報告の患者群でなくとも，同様あるいは軽度の病態でめまい症状を呈した COVID-19 患者は存在するはずである．各種の画像および生理学的検査所見などから脳血流低下による機能低下，血管炎によるとも考えられる多発微小出血，あるいは無症候性脳梗塞や白質病変，軸索障害などを認めたとし，症状としてはさらに筋力低下や

腱反射の減弱や消失も挙げられている．そして，COVID-19 が神経系を障害するメカニズムについては，ウイルスが ACE2 を足掛かりに鼻腔から嗅神経を経由して脳内に移動したり，気道感染したウイルスが迷走神経を介したり，血行性に脳内に到達し内皮障害を引き起こして血管周囲で脳の炎症を惹起するという説や，髄液内ウイルスもそれに関与しているという報告，サイトカインによる炎症など数多くの報告もあるものの，実態はまだ不明と述べている．重症例では遷延する意識障害や振戦，高次脳機能障害，四肢筋力低下を呈するケースが多くみられ，多発する微小出血の他，脳炎や脳症，脊髄炎を生じる．また，海外の剖検報告から，大脳皮質の血管周囲や間質への炎症細胞浸潤と神経細胞の変成，T 細胞を中心とする血管周囲の炎症がみられ，血管周囲の炎症細胞浸潤を認めたという報告もある[17)18]．よって，このような中枢性病変の程度によっては，めまいやふらつき症状にもつながるとも考えられる．

2）末梢性めまい

一方で，COVID-19 罹患に際して，回転性めまい，いわゆる vertigo の症状を呈した報告も散見される．前庭神経炎のような症状の報告と，良性発作性頭位めまい症のような症状の報告がある．前庭神経炎については本邦の診断基準[19]とは異なる定義であろうが，いずれにせよ前述の中枢性めまいに対してこちらは前庭神経核から末梢前庭器にかけての病変が推察され，より末梢性に近い印象がある．

Malayama ら[20]，Mat ら[16]は COVID-19 によって引き起こされたであろうという前庭神経炎症例の報告をしている．症状としてまさに前庭神経炎の範疇といえる症例たちである．ただ，病態的にコロナウイルスによって神経炎がもたらされたのか，あるいは COVID-19 罹患による体力や免疫能の低下によって帯状疱疹ウイルスなどの潜在性ウイルスの再活性化がもたらされたのか，あるいは COVID-19 に生じやすい血管炎などの関与なのかなどの機序は不明である．たとえそのめまい患者

がコロナ検査で陽性であったとしても前庭神経核や内耳の剖検でコロナウイルスが描出されでもしない限りは確定診断は難しいであろう．本邦でもCOVID-19肺炎治療後に発症した前庭神経炎の報告例がある[21]．

また，COVID-19に伴う良性発作性頭位めまい症の報告も散見される[22][23]．これも① **コロナウイルスによる内耳前庭への何らかの器質的・機能的侵害によって良性発作性頭位めまい症を呈した可能性**と，あるいは② **長期臥床や外出制限，自粛生活などの活動低下によって良性発作性頭位めまい症を発症した可能性**が考えられる．

COVID-19による前庭神経炎タイプにせよ良性発作性頭位めまい症タイプにせよ，症状の強弱は存在するはずで，① ぐるぐると景色が回ってしまうような回転性めまい(vertigo)タイプ，② 景色は回らず，眼振も認められないが，自分の回転感覚はあるという自己回転感覚(vection)タイプ，③ ぐるぐるした回転感覚ほどではなく，揺らめき感やぐらつき感程度(dizziness)のもの，の3段階が考えられる．誘発性に眼振が認められたとしても，前庭神経炎罹患後の頭位性眼振なのか，良性発作性頭位めまい症の頭位性眼振なのかなどは詳細な問診と検査所見で鑑別せざるを得ない場合もあろう．

3）その他のめまい

諸家のめまい報告をみるとdizzinessという表現が多いことは前述した．それらdizzinessを訴えた患者たちには前述したような中枢性病変でもなく末梢性病変でもない状態の症状があろう．たとえば，COVID-19に伴う呼吸器症状，軽度の頭痛，倦怠感，ふらつき感など様々な要因がそれらdizzinessとして記録されている可能性がある．本来「その他のめまい」というカテゴリー表現は広範囲であるが，「非前庭性」とも受けとめられる印象としていただきたい．

2．「COVID-19ワクチン接種後めまい」：ワクチン接種後に生じたとみられるめまい病態

さて，コロナ禍が進み，世界各国で何種類かの

ワクチン接種が行われるようになった．するとワクチン接種後にめまいを生じたという報告が散見されるようになった[24]～[27]．報告例たちの接種ワクチンはファイザー社製が多い．このめまいについても眼振を伴うものから浮動感まで種々の程度が報告されている．また，実際にワクチンだけが誘因になっていたのか他の要因も関与しているのかの判断もしがたい．しかし少なくとも，COVID-19陽性ではないにもかかわらずワクチン接種後に何らかのめまいを呈した患者群が存在することは確かである．mRNA型のワクチンの接種で何らかの刺激が与えられたのか，逆に免疫系の抑制により体内潜在ウイルスの再活性化で前庭神経炎のようなめまいを呈したのかも現時点では推測の域を出ない．

以上までを要約すると，COVID-19にかかわるめまいの多くはdizzinessである．おそらくコロナ陽性患者の2割ほどに認められると考えられる．回転性めまい：vertigoはそれよりも少なく，おそらく1割未満であろうが，前庭神経炎，良性発作性頭位めまい症のような症状や，ワクチン接種後に認められる報告もある，ということになる．

3．「コロナ禍現象めまい」：コロナ禍という社会的事象により生じたとみられるめまい病態

ここでは，直接的にコロナウイルスの作用はなさそうなものの，コロナ禍での社会的ストレス，緊急事態宣言，外出制限，自粛生活，リモートビジネス，マスク生活等々による影響でめまい症状を訴える患者群について述べる．コロナウイルスとの因果は定かではないもののCOVID-19に関連するめまい患者として一般的な実地臨床では多く遭遇する患者群であろう．もちろんCOVID-19の不顕性感染例や検査で陽性反応の出ない感染例も含まれているかもしれない．しかし，おそらくその多くは心理的なストレスでめまい感をもたらされた機能的なめまい症，あるいは自律神経障害，それに伴う循環障害的な作用で浮遊感や嘔気感などを「めまい」として訴えていると考えられ

る[28]．中には強いストレスから自律神経障害に陥るとともに前庭平衡機能まで低下していた患者も認められる．筆者のめまい外来でも，それまでCOVID-19罹患歴はなく患者御本人も「緊急事態宣言や外出自粛，リモート勤務によるストレスからのめまいと思います．」とおっしゃっていたものの実際の平衡機能検査では両側の温度刺激検査の反応低下やあたかも Addie 瞳孔のような対光反射低下を生じていた症例なども経験している[29]．つまり，この「コロナ禍現象性めまい」群の患者の中には純粋に ① **ストレス性，心因性，自律神経調節障害性**などのめまい患者群と，② **何らかの前庭平衡機能障害を伴っている患者群**の 2 群が存在している可能性がある．

最後に，治療に関してであるが，各々のタイプのめまいに関して，従来どおりの投薬や理学療法，認知行動療法，心理療法が行われているのが通例である．従来どおり，という意味は中枢性に関しては神経内科などで専門領域的な治療法が用いられ，前庭神経炎や良性発作性頭位めまい症に関しては耳鼻咽喉科的な薬物治療や理学運動療法，リハビリテーションという意味である．心理的要因も大きいめまい患者には投薬に加えて認知療法も行われている．各々の治療予後に関しては今後の検証を待ちたい．

それらに加えて，このコロナ禍になって特筆すべき治療報告として，テレメディスン(telemedicine)，いわゆる遠隔治療としてのリモート web めまい診療の報告が散見される．テレメディスンは医学の各分野で増えているが，めまい領域においても，たとえば良性発作性頭位めまい症の理学療法などを医師がリモート web 診療で患者に伝えて治療効果を上げている報告が散見される[30)~32)]．コロナ禍によってリモート web 診療が普及，進化してきたが，今後も有効活用できると思う．アメリカではめまいの遠隔診断アルゴリズムの報告があるが[33)]，さらにフランス耳鼻咽喉科学会ではめまい遠隔診療のガイドラインまで提示しているようである[34)]．

おわりに

今世紀で未曽有の規模のパンデミックとなったCOVID-19 である．生物学的に致死的な疾患でもあると同時に，社会学的にも未曽有の疾患となった．つまり，これほどまでに感染者と接触者の連座制，隔離政策，社会的制限の措置された世界的規模の疾病はこれまでなかった．社会医学的に「コロナはただの風邪」ではなかったのである．交通手段の発達によるヒトの遠距離移動によってももたらされた伝搬，拡散と，IT の発展による世界同時情報化社会が後押ししえた抑制，収束．この 2 点を特徴とした COVID-19 はまさに現代病であった．そして，それは世界中の人類を結びつける絆になったともいえる．本稿で提示した数多くの文献たちがまさに世界中の医師たちから発信されていることからも，医療者として大変勇気づけられるものである．

文 献

1) 新型コロナウイルス感染症(COVID-19)診療の手引き 別冊 罹患後症状のマネジメント(第1 版)，Apr 2022．https://www.mhlw.go.jp/content/000935259.pdf
2) 森岡慎一郎：新型コロナウイルス感染症の後遺症．2021 年 6 月 23 日．https://www.mhlw.go.jp/content/11127000/000801415.pdf
3) Karimi-Galougahi M, Naeini A, Raad N, et al：Vertigo and hearing loss during the COVID-19 pandemic—is there an association? Acta Otolaryngol, **40**：463-465, 2020.
4) Carfi A, Bernabei R, Landi F：Persiatent Symptoms in Ptients A fetr cutr COVID-19. JAMA, **324**(6)：603-605, 2020.
5) Mao L, Jin H, Wang M, et al：Neurologic Manifestation of Hospitalized Patients With Coronavirus Disease 2019 in Wuhan, China. JAMA Neurology, **77**(6)：683-690, 2020.
Summary コロナ勃発期の武漢の入院患者において dizziness を報告.
6) Viola P, Rally M, Pisani D, et al：Tinnitus and equilibrium disorders in COVID-19 patients：preliminary results. Eur Arch Otorhinolaryn-

gol, **278**：3725-3730, 2021.

7）Saniasiaya J, Kulasegarah J：Dizzeiness and COVID-19. Ear Nose Throat J, **100**：29-30, 2021. doi. 10.1177/0145561320959573.

8）Jafari Z, Kolb B, Mohajerani M：Hearing Loss, Tinnitus, and Dizziness in COVID-19：A Systematic Review and Meta-Analysis. Can J Neurol Sci, **49**(2)：184-195, 2022.

9）Almufarrij I, Munro KJ：One year on：an update systematic review of SARS-CoV-2, COVID-19 and audio vestibular symptoms. Int J Audiol, **60**：935-945, 2021. doi：10.1080/1499 2027.2021.1896793.

10）Alde M, Barozzi S, Berardino F, et al：Prevalence of symptoms in 1512 COVID-19 patients・have dizziness and vertigo been underestimated thus far? Intern Emerg Med, **30**：1-11, 2020. doi：org/10.1007/s11739-022-02930-0.
　　Summary　1,512 人のコロナ陽性患者の 16%に dizziness, 2%に vertigo を認めた.

11）Tan M, Cengiz D, Demir I, et al：Effect of COVID-19 on the audio-vestibular system. Am J Otolaryngol, **43**：103173, 2022. doi：org/10.1016/j.amjoto.2021.103173.
　　Summary　コロナ陽性 26 例の cVEMP, oVEMP, vHIT 所見を報告.

12）前田幸英, 藤沢 郁, 假屋 伸：COVID-19 発症後のめまい症例の平衡検査所見. Equilibrium Res, **80**(5)：476, 2021.

13）細谷 誠：耳鼻咽喉科障害—聴覚・前庭障害—. JOHNS, **37**(7)：704-706, 2021.

14）Özçelik Korkmaz M, Eğilmez OK, Özçelik MA, et al：Otolaryngological manifestations of hospitalized patients with confirmed COVID-19 infection. Eur Arch Otorhinolaryngol, **278**：1675-1685, 2021.

15）Tsai S, Lu M, San S, et al：The Neurologic Manifestations of Coronavirus Disease 2019 Pandemic：A Systemic Review. Front. Neurol, **11**：498, 2020. doi：10.3389/fneur.2020.00498.

16）Mat Q, Noel A, Loiselet L, et al：Vestibular Neuritis as Clinical Presentation of COVID-19. Ear Nose Throat J, 2021. doi：10.1177/0145561 321995021.

17）川本未知, 石山浩之, 幸原伸夫：わが国のCOVID-19 重症例における神経学的所見の検討. 医学のあゆみ, **277**(1)：63-70, 2021.

18）Weyhern C, Kaufmann I, Neff F, et al：Early evidence of pronounced brain involvement in fatal COVID-19 outcomes. Lancet, **395**(10241)：e109, 2020.

19）日本めまい平衡医学会（編）：前庭神経炎診療ガイドライン 2021 年版. 金原出版, 2021.

20）Malayama SV, Raza A：A Case of COVID-19 Induced Vestibular Neuritis. Cureus, **12**(6)：e8918. doi. 10.7759/cureus.8919.

21）久保和彦, 吉田崇正, 脇園貴裕ほか：COVID-19 肺炎治療後に発症した前庭神経炎の 1 例. Equilibrium Res, **80**(5)：427, 2021.

22）Picciotti P, Passali G, Sergi B, et al：Benign Paroxysmal Positional Vertigo（BPPV）in COVID-19. Audiol Res, **11**：418-422, 2021. doi. org/10.3 390/audiolres11030039.

23）Maslovara S, Kosec A：Post-COVID-19 Benign Paroxysmal Positional Vertigo. Case Rep Med, 2021. doi. org/10.1155/2021/9967555.

24）Bramer S, Jaffe Y, Sivagnanaratnam A：Vestibular neuronitis after COVID-19 vaccination. BMJ Case Rep, **15**(6)：e247234, 2022. doi：10.1136/bcr-2021-247234.

25）Kamogashira T, Funayama H, Asakura S, et al：Vestibular Neuritis Following COVID-19 Vaccination：A Retrospective Study. Cureus, **14**(4)：e24277, 2022. doi 10.7759/cureus.24277.

26）Wichova H, Miller M, Cerebery J：Otologic Manifestation After COVID-19 Vaccination：The House Ear Clinic Experience. Otol Neurotol, **42**(9)：e1213-e1218, 2021.

27）Mauro P, Mantia I, Cocuzza S, et al：Acute Vertigo After COVID-19 Vaccination：Case Series and Literature Review. Front Med, **8**, 2022. doi. 10.3389/fmed.2021.790931.

28）角田玲子, 伏木宏彰, 小島有里子ほか：新型コロナウイルス（COVID-19）の自粛生活がめまいに与える影響・アンケート調査続報. Equilibrium Res, **80**(5)：443, 2021.

29）野村泰之, 御子柴郁夫, 河野 航ほか：コロナめまいを訴えた 1 例. 日耳鼻会報, **124**(4)：559, 2021.

30）Bashir K, Yousuf A, Ruf L, et al：Curing Benign Paroxysmal Positional Vertigo（BPPV）Through Telehealth：A Case Series. Cureus, **13**(7)：e16363, 2021. doi. 10.7759/cureus.16363.

31）Barreto R, Yacovino D, Teixeira L：Teleconsultation and Teletreatment Protocol to Diagnose and Manage Patients with Benign Paroxysmal Positional Vertigo(BPPV)during the COVID-19 Pandemic. Int Arch Otorhinolaryngol, **25**(1)：e141-e149, 2021.

32) Murdin L, Saman Y, Rea P：The remote neuro-otology assessment-managing dizziness in the coronavirus disease 2019 era. J Laryngol Otol, **134**：1120-1122, 2020. doi. org/10.1017/S0022215120002273.

33) Chari D, Wu M, Crowson M, et al：Telemedicine Algorithm for the Management of Dizzy Patients. Otolaryngol-Head Neck Surg, **163**(5)：857-859, 2020.

34) Bertholon P, Thai-Van H, Bouccara D, et al：Guidelines of the French Society of Otorhinolaryngology(SFORL)for teleconsultation in patients with vertigo during the COVID-19 pandemic. Eur Ann Otorhinolaryngol, Head Neck Dis, **138**：459-465, 2021.

エキスパートから学ぶ
めまい診療

MB ENTONI **No. 249**（2020 年 9 月増大号）

編集企画／將積日出夫（富山大学教授）

定価 5,280 円（本体 4,800 円＋税）156 頁

日常診療でよくみられる症状の 1 つであるめまいの
急性期から慢性めまいの診療に必要な
検査、診断基準、治療法に関する最新の情報を、
めまいのエキスパートによりまとめられた
すぐに役立つ 1 冊!

CONTENTS

- 急性期めまいの対応
- 精密平衡機能検査
- 新しい平衡機能検査 ―vHIT と VEMP―
- メニエール病
- 遅発性内リンパ水腫
- 後半規管型 BPPV
- 外側半規管型 BPPV
- 前庭神経炎
- 両側前庭機能障害
- 外リンパ瘻
- めまいを伴う突発性難聴
- 前庭性片頭痛
- 上半規管裂隙症候群
- 脳脊髄液漏出症
- 持続性知覚性姿勢誘発めまい (PPPD)
- 起立性調節障害とめまい
- 聴神経腫瘍とめまい
- 小脳脳幹障害
  1. 脳血管障害
  2. 変性疾患など
- 慢性めまいへの対応

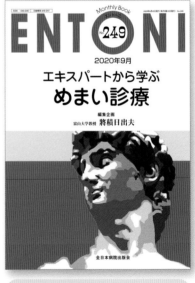

好評増大号

全日本病院出版会　〒113-0033 東京都文京区本郷 3-16-4　Tel：03-5689-5989
www.zenniti.com　　　　　　　　　　　　　　　　　　Fax：03-5689-8030

MB ENT, 278：39-42, 2022

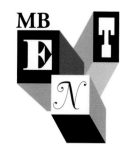

◆特集・耳鼻咽喉科領域におけるコロナ後遺症—どう診る，どう治す—

COVID-19 と聴覚障害

木村百合香*

Abstract SARS-CoV-2 が聴覚機能にどのような影響を与えるかについては，COVID-19 患者において，標準純音聴力検査で高音部の閾値上昇や内耳の機能検査である TOAE の反応低下が報告されている一方で，突発性難聴と COVID-19 の罹患に統計学的な関連性は認めず，またパンデミック前後での患者背景にも有意差はないとされており，今後の疫学的研究により両者の相関について明らかにされることが期待される．また，感染対策としてのユニバーサルマスキングは，難聴者のコミュニケーション手段への影響を与えており，また，行動の自粛による社会的孤立がもたらす認知機能低下により高齢難聴者の認知機能の低下が危惧される．我々耳鼻咽喉科医は補聴器装用など適切な介入を提供するために，情報提供などの積極的な啓発活動が望まれる．

Key words COVID-19，難聴(hearing loss)，補聴器(hearing aid)，突発性難聴(sudden deafness)

はじめに

新型コロナウイルス感染症(COVID-19)は 2019 年 12 月に中国武漢で最初に報告されて以来，世界的なパンデミックを引き起こしており，未だ収束の目処は立たない．2022 年 8 月中旬の時点で，5 億 7900 万人以上が感染し 640 万人以上が死亡している[1]．また，執筆時点では，本邦における 1 日あたりの感染者数は世界で 1 番多く，医療従事者の感染による診療制限も相まって医療逼迫の状況にある．

COVID-19 の流行は「聴覚障害」の診療にも大きな影響をもたらしている．本稿では，COVID-19 の症状としての聴覚障害と，COVID-19 流行が難聴者にもたらした問題点の 2 つの側面から概説を行う．

COVID-19 による聴覚障害

急性発症の感音難聴を引き起こす疾患の代表は突発性難聴である．現時点でもその病態は解明されておらず，聴神経腫瘍やムンプス難聴，外リンパ瘻などを鑑別したうえで診断される除外診断的な側面をもつが，その原因としては，循環障害の他ウイルス性内耳炎が有力視されている．一方，COVID-19 の症状としては，急性脳症，中枢神経系感染症，脱髄疾患，脳血管障害などの神経障害も多く報告されている．したがって，流行早期より，SARS-CoV-2 感染による内耳炎や聴神経の炎症による急性感音難聴発症の可能性が指摘されてきた．

実際，マウス内耳組織やヒト内耳組織細胞モデルを用いた免疫組織学的解析では，SARS-CoV-2 のウイルス受容体である ACE2，膜侵入に必要な TMPRESS，furin の発現が認められ[2]，内耳組織が SARS-CoV-2 感染し得ることが明らかになっている．また，COVID-19 患者と未罹患患者の比較において，標準純音聴力検査で高音部の閾値上昇や内耳の機能検査である TOAE の反応低下[3][4]

* Kimura Yurika, 〒 145-0065 東京都大田区東雪谷 4-5-10 東京都立荏原病院耳鼻咽喉科，医長

表 1. 難聴者の診察に適した環境調整

・静かな環境で，雑音を減らす
・コミュニケーションの手段をあらかじめ尋ねる
・補聴器を使用しているか確認する
・少し大きめの声で，最小限の速度で話す
・子音をはっきり発音する
・言葉を言い換える(同じ言葉の繰り返し，より大きな声や誇張するよりもわかりやすい)
・話す位置の適正化(例：動き回ったり歩いたりしない，対面)
・筆談やクリアパーテーションの使用
・タブレット・スマートフォンのビデオチャットアプリの使用
・遠隔医療の検討(マスクなしでの会話が可能となる)
・補聴器などの個人用音響増幅器の使用
・サポートスタッフによる支援

が報告されており，COVID-19罹患による蝸牛機能の低下を生じている可能性が示唆された．一方で，COVID-19症例における急性感音難聴は7症例が報告されているにすぎない[5]．本邦においても，本稿執筆の時点まで渉猟し得た限りでは，COVID-19罹患時の急性感音難聴の報告は未だない．当院は東京都の第一種感染症指定病院としてこれまでに4,000例近くのCOVID-19症例の入院診療にあたり，当科医師も主治医として診療に参画している．また，第2種高気圧酸素治療室を有することから，年間150例前後の突発性難聴症例の入院加療を行っているが，COVID-19発生後から現在に至るまで，COVID-19の隔離期間中に発症した突発性難聴症例は1例であった．本例は発症1か月前に家族にCOVID-19の発症があり，SARS-CoV-2 PCR検査におけるCt値が比較的高値であったことから，難聴がCOVID-19の一症状であるのか，偶発症だったのかは明らかではない．Aslanらも，突発性難聴とCOVID-19の罹患に統計学的な関連性は認めず，またパンデミック前後での患者背景にも有意差はなかったと報告している[6]．今後，大規模研究での解析が待たれるが，現段階ではCOVID-19による急性感音難聴の発症は稀であり，流行期においても突発性難聴症例に対しては，ステロイド全身投与や高気圧酸素治療といった標準的な治療を行うことが推奨される．

COVID-19と耳鳴

COVID-19と耳鳴の関係について解析したメタアナリシスでは[7]，COVID-19患者における耳鳴の発生率は4.50%(CI：0.012-0.153)であることが示された．この所見は，SARS-CoV-2が直接聴覚系に与える影響によるものか，あるいはパンデミックによる精神的，感情的負担を示唆しているものかは現時点では明らかではなく，今後の解析が待たれる．

一方，COVID-19のパンデミックが耳鳴患者に与える影響も報告されている[8]．耳鳴患者3,103人を対象にした研究では，パンデミックの精神的影響は，参加者の42%で耳鳴の悪化と関連しており，特に自己孤立，孤独，睡眠障害，身体活動の減少がある人が顕著である傾向があった．

COVID-19の流行が難聴者へ与えた影響

難聴者はこれまで，音声のみならず表情や読唇を併用することでコミュニケーションを確立してきた．しかし，COVID-19流行によるユニバーサルマスキングは，難聴者のコミュニケーションに深刻な影響を与えている．難聴者へのアンケート調査によれば，読唇ができないことに55.9%の人が，音声の減衰や不明瞭となることに44.1%の人が困難を感じており，困難を感じていない難聴者は13.6%にすぎなかった[9]．また，難聴者がマスク装用下で特にコミュニケーションの困難さを感じるのは医療の現場であるという調査結果も報告されている[10]．医療現場はより厳格な感染対策を講じる必要がある一方で，患者さんとのコミュニケーションを良好に保つための環境整備に努める必要がある(表1)．

感染対策としてのユニバーサルマスキングはまた，難聴者自身の行動にも影響を与え得る．耳か

け補聴器はマスクの耳かけ部分と耳後部で干渉するため，落下し故障や落下を生じ，補聴器のアドヒアランスを低下させることがある．補聴器を使用している難聴者に対しては，マスク装用時には，落下防止用の固定用クリップ（図1）やマスクを後頭部や頸部に固定するフックを使用するなどの工夫を指導するとよい．

また，COVID-19流行の長期化は，高齢の難聴者の行動変容をもたらし，認知症進行の観点からも悪影響を与える可能性が危惧されている．2020年，Lancet国際委員会により報告された認知症の修正可能な12の危険因子の中で，難聴は最大の危険因子とされ，補聴器の装用が推奨されている[11]．難聴が認知機能低下をもたらすメカニズムとして，カスケード仮説がある[12]．難聴による聴覚刺激入力の低下による神経回路の構造変化から脳容積の減少をきたし認知機能低下につながるという直接的経路と，難聴の存在から認知症の危険因子であるうつやアパシー，社会的孤立を生じて認知機能低下を呈するという間接的経路が考えられている[12]．COVID-19流行下において，高齢者の多くが外出の自粛を行うことは，社会的孤立から認知症の進行を促進させるリスクを孕むだけではなく，補聴器の装用開始や調整などによる難聴への介入の遅れが社会的な孤立を促進し，認知機能への悪影響が危惧される．難聴によりコミュニケーションの障害が生じている患者に対しては，このパンデミック下だからこそ，適切な介入を行うべく，補聴器相談医へ受診のうえで補聴器をフィッティングすることを促す．補聴器相談医は日本耳鼻咽喉科頭頸部外科学会のHPより検索することができる（http://www.jibika.or.jp/members/nintei/hochouki/hochouki.html）．

おわりに

COVID-19の臨床症状としての難聴と，パンデミックによる行動変容が難聴者へもたらす影響について概説した．SARS-CoV-2が聴覚機能にどのような影響を与えるかについては，今後の研究が

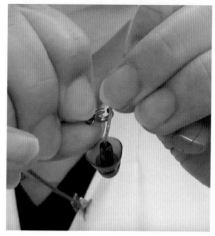

図1. 補聴器固定用クリップの例

待たれる．また，感染対策としてのユニバーサルマスキングによる難聴者のコミュニケーション手段への影響や，自粛による社会的孤立がもたらす認知機能低下に対し，我々耳鼻咽喉科医は補聴器装用など適切な介入を提供するために，積極的に患者指導を行うことが望まれる．

[COI開示] 本論文に関して筆者は開示すべきCOI状態はない．

参考文献

1) World Health Organizastion：WHO Coronavirus（COVID-19）Dashboard. https://covid19.who.int
2) Jeong M, Ocwieja KE, Han D, et al：Direct SARS-CoV-2 infection of the human inner ear may underlie COVID-19-associated audiovestibular dysfunction. Commun Med（Lond），**1**（1）：44, 2021. doi：10.1038/s43856-021-00044-w.
3) Mustafa MWM：Audiological profile of asymptomatic Covid-19 PCR-positive cases. Am J Otolaryngol, **41**（3）：102483, 2020. doi：10.1016/j.amjoto.2020.102483.
4) Kokten N, Celik S, Mutlu A, et al：Does COVID-19 have an impact on hearing? Acta Otolaryngol, **142**：48-51, 2022. doi：10.1080/00016489.2021.2020897.
5) McIntyre KM, Favre NM, Kuo CC, et al：Systematic Review of Sensorineural Hearing Loss Associated With COVID-19 Infection. Cureus, **13**：e19757, 2021. doi：10.7759/cureus.19757.

6) Aslan M, Çiçek MT：Can isolated sudden sensorineural hearing loss（SSNHL）and idiopathic acute facial paralysis（Bell's palsy）be symptoms of COVID-19? Am J Otolaryngol, **42**：103129, 2021. doi：10.1016/j.amjoto.2021.103129.
　Summary　突発性難聴と COVID-19 の罹患に統計学的な関連性は認めず，またパンデミック前後での患者背景にも有意差はなかった.

7) Jafari Z, Kolb BE, Mohajerani MH：Hearing Loss, Tinnitus, and Dizziness in COVID-19：A Systematic Review and Meta-Analysis. Can J Neurol Sci, **49**：184-195, 2022. doi：10.1017/cjn.2021.63.

8) Beukes EW, Baguley DM, Jacquemin L, et al：Changes in Tinnitus Experiences During the COVID-19 Pandemic. Front Public Health, **5**（8）：592878, 2020. doi：10.3389/fpubh.2020.592878.
　Summary　パンデミックの精神的影響は，参加者の 42％で耳鳴の悪化と関連しており，特に自己孤立，孤独，睡眠障害，身体活動の減少がある人が顕著である傾向があった.

9) Trecca EMC, Gelardi M, Cassano M：COVID-19 and hearing difficulties. Am J Otolaryngol, **41**：102496, 2020. doi：10.1016/j.amjoto.2020.102496.

10) Saunders GH, Jackson IR, Visram AS：Impacts of face coverings on communication：an indirect impact of COVID-19. Int J Audiol, **60**：495-506, 2021. doi：10.1080/14992027.2020.1851401.
　Summary　難聴者がマスク装用下で特にコミュニケーションの困難さを感じるのは医療の現場である.

11) Livingston G, Huntley J, Sommerlad A, et al：The Lancet Commission. Dementia prevention, intervention, and care：2020 report of the Lancet Commission. The Lancet, **396**（10248）：413-446, 2020. doi：https://doi.org/10.1016/S0140-6736（20）30367-6.

12) 内田育恵：高齢者の難聴と認知症・フレイルの関連. Geriatric Med, **58**：133-136, 2020.
　Summary　難聴による聴覚刺激入力の低下による神経回路の構造変化から脳容積の減少をきたし認知機能低下につながるという直接的経路と，難聴の存在から認知症の危険因子であるうつやアパシー，社会的孤立を生じて認知機能低下を呈するという間接的経路が考えられている.

MB ENT, 278：43-48, 2022

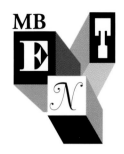

◆特集・耳鼻咽喉科領域におけるコロナ後遺症―どう診る，どう治す―

COVID-19 後遺症としての
呼吸器障害

立石知也*

Abstract SARS-CoV-2 による新型コロナウイルス感染症(COVID-19)はその重症化率から大きな社会的インパクトを与えたが，感染後にみられる後遺症についても多彩な症候を呈しQOL を阻害することから，大きな関心事となっている．呼吸器系の後遺症の症候には呼吸困難，咳嗽，胸痛，血痰があり，疾患としては肺気腫，間質性肺炎，二次性器質化肺炎などが挙げられる．発症数か月後に呼吸困難を後遺症としてもつ患者は 20〜50％と報告により差があるが無視できない数である．その多くは SpO_2 の低下を認めず，呼吸機能検査や CT においてもほとんど異常を認めないことから明確な原因は不明であり，わずかな拡散障害が生じているか，軽度の心機能障害が原因であると推定されている．このような呼吸困難は特別な治療なしで徐々に改善するが，長期間継続する場合には肺気腫や間質性肺炎，声帯・喉頭の異常が隠れていないか検討する必要があるだろう．

Key words 新型コロナウイルス感染症(COVID-19)，新型コロナウイルス感染症後遺症(long COVID)，呼吸困難(dyspnea)，息切れ(hortness of breath)

はじめに

2019 年暮れに発生した SARS-CoV-2 による新型コロナウイルス感染症(COVID-19)は，2020 年2 月のダイヤモンドプリンセス号内の蔓延を嚆矢として本邦にもパンデミックを引き起こした．2022 年 7 月時点で累計 1,100 万人余が陽性判定を受けており，うち 110 万人がこれまで入院治療を必要とした．重症化して死亡に至る症例も多く，これが強い社会的インパクトとなっているが，回復期の後遺症についても大きな関心事となっている．

2020 年 7 月イタリアから初めて COVID-19 後遺症の報告がなされた．Carfi らが開設した後遺症外来において，発症約 2 か月後に 87％の患者が何らかの後遺症を訴えたと報告している[1]．73％に肺炎を伴った比較的急性症状の強かった群をみていること，また後遺症外来に自発的に訪れた患者を母集団としていることから，後遺症の割合を過大評価している可能性は否定できない．その後，多くの報告がなされているが，報告によって大きな幅があり COVID-19 後遺症あるいはCOVID-19 罹患後に出現した症状は，COVID-19罹患者の 5〜80％に生じるとされている[2]〜[4]．我々のグループでは発症から 3 か月後の時点で約30％に何らかの後遺症を認めた(unpublished data)．

後遺症症状として頻度が高いものとしては全身倦怠感(疲労)が最大で，次いで呼吸困難，関節痛，咳嗽，味覚・嗅覚障害，手足のしびれなどが挙げられる．経気道感染するウイルスであるため，呼吸困難や咳嗽の後遺症が多い[1][3]〜[5]．

COVID-19 の後遺症には，様々な呼称が提唱されている．当初は純粋に long-term health consequence や sequelae と呼称されていた．その後，純粋に急性期の COVID-19 が治癒したあとに残

* Tateishi Tomoya, 〒 113-8519 東京都文京区湯島 1-5-45 東京医科歯科大学呼吸・睡眠制御学講座，准教授

表 1. 呼吸器系の COVID-19 後遺症

徴候・疾患	罹患後残存する症状	罹患後に出現しうる症状
呼吸困難	◯	
咳嗽(主として乾性)	◯	
胸痛	◯	
血痰・喀血	◯	
肺血栓・塞栓症	◯	
二次性器質化肺炎	◯	◯
肺線維化		◯
気腫化		◯
慢性呼吸不全	◯	

（文献 7 より引用，著者改変）

存する咳嗽や味覚・嗅覚障害を指すことが多い post-acute COVID-19 syndrome という用語が使用され始めた．最近注目されているのは COVID-19 罹患急性期にはみられなかった brain fog や手足のしびれなどが罹患数週〜数か月後に徐々に出現することであり，これらをあわせて COVID-19 後の症状を long COVID と呼称することが多くなってきた[6)7)]．

long COVID のメカニズム

SARS-CoV-2 は細胞表面上の ACE2 を受容体として細胞に感染する[8)]．上気道，下気道に ACE2 が発現する細胞が多いことから呼吸器系を中心とした感染症状を示し，呼吸器系を中心とした後遺症を多く発生せしめる．しかし，ACE2 は気道系に特異的な受容体ではなく，血管壁や神経系にも発現していることが，後遺症のメカニズムの一つとなっている．

気道上皮における ACE2 の発現は年齢や喫煙の有無で異なる．Somekh らは上気道上皮において若年ほど ACE2 発現が乏しいことを示し，これが若年者で COVID-19 罹患後に重症化しづらいこと，後遺症として味覚・嗅覚障害が乏しいことの要因の一つであると推定している[9)]．また，Leung らは喫煙者において ACE2 発現が強まること，COPD 患者では特に強い ACE2 発現が認められることを示している[10)]．これは COPD 患者ではより COVID-19 が重症になりやすく，long COVID につながりやすいことを示唆する．

その他のメカニズムとして血管壁に発現した ACE2 によると推論される微小血栓に伴う組織障害，組織に浸潤した白血球などの炎症性細胞に伴う炎症の遷延，神経に発現した ACE2 によると考えられる神経障害が示唆されている[5)]．本稿のテーマである呼吸器系の long COVID はウイルスの直接障害と，微小血栓，遷延した炎症が混在したものが原因と推測されている．

また，long COVID をきたしやすい患者背景としては，① 入院中の重症度が高いこと，② 性別が女性であること，③ 合併症の数が多いこと，④ 年齢(高齢)，⑤ 人種が minority であることなどが挙げられている[11)]．③④ は重症度に関係する因子としても知られている．② については特に brain fog やしびれなど脳神経系の合併症への関連が推定されている．我々のグループのデータではむしろ男性であること，body mass index(BMI)が高値であること，気管挿管を行われたこと，現喫煙者で 3 か月後に後遺症が多く観察された．

呼吸器系の long COVID

呼吸器系の long COVID に含まれる症状としては呼吸困難，息切れ症状を筆頭にして咳嗽(主として乾性咳嗽)，胸痛，血痰など多彩なものが含まれる(表 1)[1)7)12)]．これらの症状は感染急性期を症状のピークとして緩徐に軽快していく経過をとる(図 1-a, b)[12)]．一方で，神経系の long COVID など，発症後 8〜10 週間頃から出現するような経過をとる後遺症も存在するが(図 1-c)，呼吸器系にはこのような後遺症は少ない．二次性器質化肺炎は稀に COVID-19 の軽快後に出現することが症例報告レベルで報告されている[13)]．

気腫化(肺気腫病変)や線維化は急性期のウイル

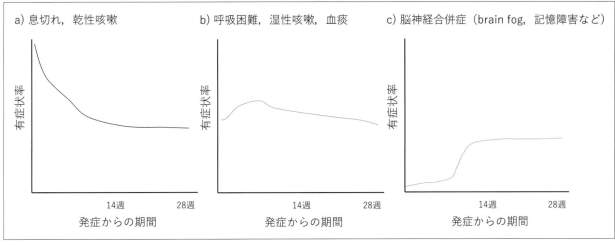

図 1. 呼吸器系 long COVID の症状経過
（文献 12 より引用，著者改変）

ス感染による直接障害に免疫反応が加わって緩徐に進行する（表 1）．

呼吸器症状の各論

1．呼吸困難

呼吸困難は long COVID の中でもっとも認められる症候であり，20～50％の患者が数か月後時点で自覚すると考えられる[1)5)]．長期間残存する症状であるにもかかわらず，SpO$_2$の低下を認めず，呼吸機能検査においても明確な異常を認めず，CT においても異常がないか軽微であることから，原因がはっきりしていない．

最近になり[129]Xenon を用いた MRI 検査によってごくわずかな拡散障害が認められ，これが呼吸困難の原因ではないかという説がある他[14)15)]，検査で検出されない程度の心機能障害が原因との説もある．

呼吸困難に対して有効な治療法は報告されていないが，緩徐に軽快することがほとんどである（図 1）．

2．咳嗽・胸痛

咳嗽は感染の急性期に気道上皮が障害されることに対する生理的反応として発生すると考えられ，繰り返す強固な咳嗽は前胸部痛を誘発する．これが長期間残存することが後遺症として記録されるが，緩徐に軽快することが多いため，鎮咳薬などの対症療法が選択される．

しかしながら，軽快傾向がみられない場合は他の器質的異常の出現を考慮しなければならない．声帯機能不全，喉頭麻痺が報告されていることから特に急性期に気管挿管を施行された症例では留意が必要である[16)17)]．

また，一般的にはウイルス感染後に気管支喘息のコントロールが悪化することや，COPD の増悪がみられるとされる．COVID-19 パンデミック下では手指衛生，マスク装着により喘息増悪がかえって減っているが，COVID-19 感染後にこれら閉塞性呼吸器疾患の増悪が起こることは考えられるため，咳嗽が解決しない場合は鑑別として検討したい．

3．二次性器質化肺炎

COVID-19 肺炎罹患後，抗ウイルス薬やステロイド，抗炎症薬などの投与を行い退院したのちに新たな胸部異常陰影，呼吸困難が発症し，肺の組織生検の結果から器質化肺炎と診断される症例が少数ではあるが報告されている[13)18)19)]．これらの報告では COVID-19 発症後 21～40 日で再度の呼吸器症状を呈し，CT では両肺に斑状のすりガラス陰影を呈している．画像のみでは COVID-19 肺炎との区別は困難であるが，PCR 検査などでウイルスが検出されず組織生検結果から器質化肺炎の診断となっている．病態機序は不明であるが，ウイルス感染後の過剰な免疫反応が関与していると推測されステロイドの投与によく反応して軽快する．

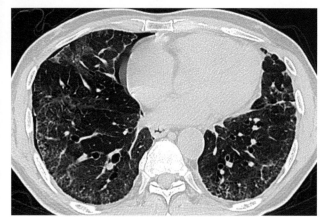

図 2. 肺線維化を呈した症例の CT 画像
60 代男性. 重症 COVID-19 肺炎罹患後 5 か月の CT 画像

4. 肺気腫（気腫化，閉塞性呼吸障害）

COVID-19 肺炎急性期において気管挿管を要した重症患者では，入院中に肺内に気腫化や気胸を呈する症例が報告されている[20][21]．ウイルス性肺炎による肺胞の脆弱化や人工呼吸による圧外傷が原因と推定されている．気胸にまでは至らずともCOVID-19 により肺炎を呈した症例においては閉塞性呼吸障害が合併するものと考えられている．退院 1 か月後に呼吸機能検査を行った検討では，total lung capacity（TLC）の低値や気道抵抗が亢進している傾向がみられ，聴診においては 5％程度で気管支狭窄音（wheezes）が聴取された[22]．このような症例では気管支拡張薬の投与が必要であろう．

5. 間質性肺炎（肺線維化）

COVID-19 肺炎では CT において，すりガラス陰影や浸潤影を認める．このような陰影が短期間で消失することは稀であり，徐々に消退していくのが一般的であるが，亜急性期に浸潤影が残存し，肺炎後の器質化と考えられる症例が 5％程度に認められるとされる[23][24]．このような器質化は幼弱な線維化と考えられ，ステロイドへの反応性は良好であるが[23]，放置された場合は不可逆的な線維化に進行する可能性がある．

不可逆性の線維化は，肺炎急性期のすりガラス陰影，浸潤影が緩徐に網状影に変質したり，すりガラス陰影が残存する形で認められる[25][26]．

COVID-19 肺炎発症から 6 か月後の CT の検討では，このような線維化が 4〜40％程度で認められる[27]〜[29]．当院で経験した線維化を呈した症例のCT 画像を図 2 に示す．

網状影など不可逆性の線維化に対しては治癒を目指す治療は望めず，これ以上の進行抑制のために抗線維化薬が投与されるべきか議論されているが，有効かどうかの結論は出ていない[30][31]．すりガラス陰影が亜急性期まで残存した場合に，幼弱な線維化と解釈してステロイドを短期間投与することが線維化への進行を抑制する可能性も検討すべきである[23]．

最後に

呼吸器系合併症は脳神経系合併症と並んでQOL の阻害につながる重大な後遺症である．発症に至る患者背景は大まかにしかわかっておらず，明確な治療方法はない．幸いにして徐々に改善する症候が多く対症療法が用いられるが，気腫化や線維化など，改善しない器質的疾患も存在する．現在の主流になっているオミクロン株では重症肺炎を呈することは減っているため，これらの器質的異常を後遺症として呈する機会は減ってくると考えられるが，患者数が多ければ重症例は存在するため，今後の知見の集積や治療法の検討が期待される．COVID-19 の回復期の症状を聞くことが多い臨床家は最新の知見をフォローし，日常臨床に生かすことが求められる．

参考文献

1) Carfì A, Bernabei R, Landi F：Persistent Symptoms in Patients After Acute COVID-19. JAMA, **324**(6)：603-605, 2020.
  Summary　COVID-19 の初めての後遺症報告である．発症 2 か月後に疲労感，息切れが多いことを報告した．
2) Del Rio C, Collins LF, Malani P：Long-term Health Consequences of COVID-19. JAMA, **324**(17)：1723-1724, 2020.
3) Cabrera Martimbianco AL, Pacheco RL, Bagattini ÂM, et al：Frequency, signs and symp-

toms, and criteria adopted for long COVID-19 : A systematic review. Int J Clin Pract, **75**(10) : e14357, 2021.

4) Lopez-Leon S, Wegman-Ostrosky T, Perelman C, et al : More than 50 long-term effects of COVID-19 : a systematic review and meta-analysis. Sci Rep, **11**(1) : 16144, 2021.

5) Crook H, Raza S, Nowell J, et al : Long covid-mechanisms, risk factors, and management. BMJ : n1648, 2021.

6) Nalbandian A, Sehgal K, Gupta A, et al : Post-acute COVID-19 syndrome. Nat Med, **27**(4) : 601-615, 2021.

Summary 全身の COVID-19 後遺症について機序や対応，今後の課題が記載された総説である．

7) Silva Andrade B, Siqueira S, De Assis Soares WR, et al : Long-COVID and Post-COVID Health Complications : An Up-to-Date Review on Clinical Conditions and Their Possible Molecular Mechanisms. Viruses, **13**(4) : 700, 2021.

Summary 様々な COVID-19 後遺症に対して，急性期の残遺症状か，慢性期に出現する症状かを記載した．

8) Hoffmann M, Kleine-Weber H, Schroeder S, et al : SARS-CoV-2 Cell Entry Depends on ACE2 and TMPRSS2 and Is Blocked by a Clinically Proven Protease Inhibitor. Cell, **181**(2) : 271-280.e278, 2020.

9) Somekh I, Yakub Hanna H, Heller E, et al : Age-Dependent Sensory Impairment in COVID-19 Infection and its Correlation with ACE2 Expression. Pediatr Infect Dis J, **39**(9) : e270-e272, 2020.

10) Leung JM, Yang CX, Tam A, et al : ACE-2 expression in the small airway epithelia of smokers and COPD patients : implications for COVID-19. Eur Respir J, **55**(5) : 2000688, 2020.

11) Michelen M, Manoharan L, Elkheir N, et al : Characterising long COVID : a living systematic review. BMJ Global Health, **6**(9) : e005427, 2021.

12) Davis HE, Assaf GS, McCorkell L, et al : Characterizing long COVID in an international cohort : 7 months of symptoms and their impact. EClinicalMedicine, **38** : 101019, 2021.

13) Nakakubo S, Kamada K, Yamashita Y, et al : Delayed-onset Organizing Pneumonia Emerging after Recovery from Coronavirus Disease 2019 : A Report of Three Cases Diagnosed Using Transbronchial Cryobiopsy and a Review of the Literature. Intern Med, **61**(9) : 1403-1410, 2022.

14) Matheson AM, McIntosh MJ, Kooner HK, et al : Persistent[129] Xe MRI Pulmonary and CT Vascular Abnormalities in Symptomatic Individuals with Post-Acute COVID-19 Syndrome. Radiology : 220492, 2022(in eng).

15) Grist JT, Collier GJ, Walters H, et al : Lung Abnormalities Depicted with Hyperpolarized Xenon MRI in Patients with Long COVID. Radiology : 220069, 2022(in eng).

16) Kang YR, Oh JY, Lee JH, et al : Long-COVID severe refractory cough : discussion of a case with 6-week longitudinal cough characterization. Asia Pacific Allergy, **12**(2) : e19, 2022.

17) Garg A, Peterson BE, Comellas AP : Post-COVID-19 Vocal Cord Dysfunction. Am J Respir Crit Care Med, **206**(2) : e4-e6, 2022.

18) Golbets E, Kaplan A, Shafat T, et al : Secondary organizing pneumonia after recovery of mild COVID-19 infection. J Medl Virol, **94**(1) : 417-423, 2022.

19) Siafarikas C, Stafylidis C, Tentolouris A, et al : Radiologically suspected COVID-19-associated organizing pneumonia responding well to corticosteroids : A report of two cases and a review of the literature. Exp Ther Med, **24**(1) : 453, 2022.

20) Shirai T, Mitsumura T, Aoyagi K, et al : COVID-19 pneumonia complicated by bilateral pneumothorax : A case report. Respi Med Case Rep, **31** : 101230, 2020.

21) Udi J, Lang CN, Zotzmann V, et al : Incidence of Barotrauma in Patients With COVID-19 Pneumonia During Prolonged Invasive Mechanical Ventilation—A Case-Control Study. J Intensive Care Med, **36**(4) : 477-483, 2020. 088506662095436.

22) Huang Y, Tan C, Wu J, et al : Impact of coronavirus disease 2019 on pulmonary function in early convalescence phase. Respir Res, **21**(1) : 163, 2020.

23) Myall KJ, Mukherjee B, Castanheira AM, et al : Persistent Post-COVID-19 Interstitial Lung Disease. An Observational Study of Corticosteroid Treatment. Ann Am Thoracic Soc, **18**(5) : 799-806, 2021.

24) Zhao YM, Shang YM, Song WB, et al : Follow-up study of the pulmonary function and related physiological characteristics of COVID-19 survivors three months after recovery. EClinicalMedicine, **25** : 100463, 2020.

25) Hu Q, Guan H, Sun Z, et al : Early CT features and temporal lung changes in COVID-19 pneumonia in Wuhan, China. Eur J Radiol, **128** : 109017, 2020.

26) Chen C, Wang X, Dong J, et al : Temporal lung changes in high-resolution chest computed tomography for coronavirus disease 2019. J Int Med Res, **48**(9) : 030006052095099, 2020.

27) Besutti G, Monelli F, Schirò S, et al : Follow-Up CT Patterns of Residual Lung Abnormalities in Severe COVID-19 Pneumonia Survivors : A Multicenter Retrospective Study. Tomography, **8**(3) : 1184-1195, 2022.

28) Han X, Fan Y, Alwalid O, et al : Six-month Follow-up Chest CT Findings after Severe COVID-19 Pneumonia. Radiology, **299**(1) : E177-E186, 2021 (in eng).

29) Huang C, Huang L, Wang Y, et al : 6-month consequences of COVID-19 in patients discharged from hospital : a cohort study. Lancet, **397**(10270) : 220-232, 2021.

30) Ferrara F, Granata G, Pelliccia C, et al : The added value of pirfenidone to fight inflammation and fibrotic state induced by SARS-CoV-2. Eur J Clin Pharmacol, **76**(11) : 1615-1618, 2020.

31) George PM, Wells AU, Jenkins RG : Pulmonary fibrosis and COVID-19 : the potential role for antifibrotic therapy. Lancet Respir Med, **8**(8) : 807-815, 2020.

MB ENT, 278：49-53, 2022

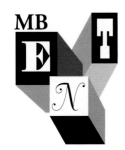

◆特集・耳鼻咽喉科領域におけるコロナ後遺症―どう診る，どう治す―

COVID-19 後遺症としての嚥下障害

上羽瑠美*

Abstract COVID-19 治療中に生じ得る嚥下障害や後遺症としての嚥下障害については，これまであまり報告されていない．最近報告されている臨床統計によると，COVID-19 患者の嚥下障害のリスク因子として，高齢，伏臥位，高血圧，呼吸器感染症，腎不全，長期間の侵襲的人工呼吸管理，長期間の気管切開留置が挙げられている．COVID-19 入院患者を対象とした調査では，約半数の患者に咽頭期嚥下障害を認め，半年経過しても 1/4 の患者に後遺症として嚥下障害が残っていた．入院治療を要する COVID-19 患者では，ICU 管理や挿管期間は嚥下障害のリスク因子であるが，ICU 管理や挿管管理が不要であっても，嚥下障害の発症に十分注意を払わなければならない．

また，COVID-19 患者は肺に器質的障害を有することが多く，誤嚥によって肺障害が悪化しやすいことから，誤嚥を予防することは COVID-19 の治療上の重要なポイントである．つまり，誤嚥による肺炎を極力予防する意識や注意が，患者自身や医療従事者に必要である．COVID-19 患者への食事提供の際には，適切な感染対策のうえで患者の嚥下障害スクリーニングを行い，嚥下障害の可能性を念頭に置いて，嚥下機能に配慮した食事の提供など適切な対応が望ましい．

Key words 新型コロナウイルス感染症(COVID-19)，嚥下障害(dysphagia)，ICU(intensive care unit)，気管切開(tracheostomy)，食事調整(dietary modification)

はじめに

全世界でパンデミックとなった新型コロナウイルス感染症(COVID-19)は，本邦においても 2020 年から蔓延し，医療体制が逼迫した地域も少なくない．COVID-19 の重症化だけでなく，誤嚥性肺炎といった治療中の併発症による入院期間の長期化も，医療体制逼迫の原因の一つである．本稿では，まず COVID-19 後遺症としての嚥下障害について文献的な臨床データを説明する．また，COVID-19 患者への摂食嚥下に関する注意点や食事提供の際の留意点を解説し，気管切開後の患者に対して，嚥下訓練をどのように進めるべきかについても述べる．

COVID-19 後遺症としての
嚥下障害の発症率やリスク因子

入院を必要としなかった COVID-19 軽症患者における嚥下障害の頻度は現在のところ不明であるが，入院治療，特に集中治療室(ICU)で治療を受けた COVID-19 患者の嚥下障害についてはいくつかの報告がある[1~3]．

ICU での治療を要した COVID-19 患者の嚥下障害の有病率は，簡易検査で判定するだけで約 3 割～半数程度に及ぶとされ，嚥下内視鏡検査で詳細に評価した場合，92％に咽頭貯留を認めたとされる．嚥下障害のリスク因子として，患者重症度(APACHE Ⅱスコア：Acute Physiologic Assessment and Chronic Health Evaluation 第 2 版)，高

---

* Ueha Rumi，〒 113-8655 東京都文京区本郷 7-3-1 東京大学摂食嚥下センター，センター長・准教授

齢, 伏臥位, 高血圧, 呼吸器感染症, 腎不全, 長期間の侵襲的人工呼吸管理, 長期間の気管切開留置が挙げられる. また, 嚥下障害は ICU 在室日数や入院日数と関連し, 入院期間と嚥下障害とでは負の相関を認めた[2)3)]. つまり, COVID-19 により全身状態が悪い症例では, 人工呼吸器管理期間が長く, 気管切開が必要となる可能性があり, COVID-19 以外の呼吸器感染症のリスクもあるため, ICU 管理期間や入院期間が長くなることが想定され, "嚥下障害のリスクが極めて高い" ということになる.

一方で, 挿管を必要としなかった COVID-19 入院患者を対象とした調査では, 20〜52% の患者に咽頭期嚥下障害を認め, 半年経過しても約 25% の患者では嚥下障害が後遺症として残っていたとされている[4)5)]. まとめると, 入院治療を要する COVID-19 患者では, ICU 管理や挿管期間は嚥下障害のリスク因子であるが, ICU 管理や挿管管理が不要であっても, 嚥下障害の発症に十分注意を払わなければならない.

COVID-19 による嚥下障害の発症機序

COVID-19 による嚥下障害の発症機序として以下の要因が考えられ, 代表的なものを列挙した.

1. 低栄養[5)]

栄養障害は咽頭期嚥下障害のリスク因子である. 入院を要した COVID-19 患者 205 人を対象とした調査では, 患者の約 45% に栄養障害を認め, $10.1 \pm 5.0 \mathrm{~kg}$ の体重減少をきたしたことから, COVID-19 での入院治療中の栄養管理が重要である.

2. 筋力低下

COVID-19 により発熱や呼吸症状などの全身症状のため安静期間が長くなると筋力が低下し, 嚥下関連筋群も機能低下し得る. 絶食期間が長くなると, 嚥下機能も低下しやすい. また, ICU で長期沈静管理を要する場合, 筋弛緩作用のある薬剤を長期間使用する可能性があり, 全身の筋力低下が懸念される.

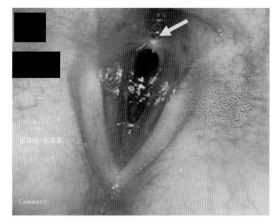

図 1. COVID-19 長期挿管症例の喉頭内視鏡所見
両側声帯の開大障害と, 声門下の腫脹を認め, 声門下後方で橋状癒着(矢印)を生じている

3 脳卒中の合併

COVID-19 の合併症として脳卒中が報告されており, 脳卒中によって嚥下障害が悪化し得る.

4. COVID-19 による神経障害の合併

新型コロナウイルスにより, 単神経炎や多発神経炎が生じ得るため, 嚥下運動に関連する神経(三叉神経, 顔面神経, 舌咽神経, 迷走神経, 舌下神経など)の障害によって嚥下障害が生じ得る.

5. 声帯麻痺(ウイルスによる直接の影響, 挿管性)

声帯麻痺は嚥下障害のリスク因子である. 新型コロナウイルスにより声帯麻痺が生じる可能性は否定できない. 挿管性の声帯麻痺の可能性もある.

6. 挿管性喉頭外傷(喉頭炎, 声帯運動障害, 披裂軟骨脱臼, 輪状披裂関節固着など)

挿管期間が長くなると, 喉頭への挿管による物理的な影響が生じやすくなる. COVID-19 により挿管管理された患者に, 抜管後早期に喉頭内視鏡による内腔評価を行ったところ, 76% の患者に声帯運動障害を, 60% の患者に喉頭粘膜や声帯の発赤・腫脹を, 60% の患者に披裂部の浮腫を認めたとされている[1)]. 喉頭浮腫が強い場合は食塊の咽頭通過を妨げ得る. 挿管が長期間に及ぶことによって嚥下障害が発生しやすくなるのは必然といえる. 図 1 に COVID-19 により長期挿管され, 気管切開を必要とした症例の喉頭内視鏡所見を例示する.

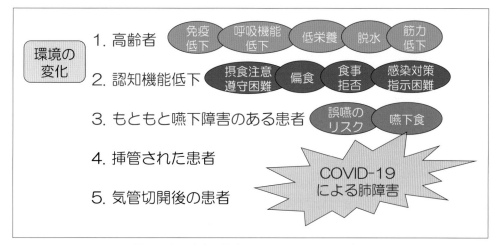

図 2. 嚥下障害に注意が必要な COVID-19 患者

7．気管切開

気管切開カニューレにより喉頭挙上運動が妨げられること，カニューレのカフにより食道が軽度圧迫されることなどで嚥下障害をきたし得る．

8．経鼻胃管の長期間留置による影響

声帯運動障害や，披裂軟骨部の粘膜炎や輪状披裂関節固着を生じ，間接的に嚥下障害の原因となり得る．

嚥下障害に注意が必要な COVID-19 患者

COVID-19患者の臨床統計や一般的な嚥下障害のリスクを考慮して，嚥下障害に注意が必要なCOVID-19患者として以下を挙げる（図2）．高齢者・認知機能障害・嚥下障害のある患者への対応を表1にまとめた．

1．高齢者

高齢者は非高齢者と比較して免疫機能低下，呼吸機能低下，筋力低下しており，低栄養や脱水などに注意が必要である．

2．認知機能低下

認知症や重症心身障害者（児）など認知機能が低下している患者の場合，摂食注意を守りにくく，個人防護具などの感染対策を取りにくい．また，偏食や食事拒否などで栄養障害を生じやすい．

3．もともと嚥下障害のある患者

平時より誤嚥のリスクがあるため，食事の種類や摂食方法に注意していた患者が，入院した場合に同様の摂食環境を維持することが難しく，誤嚥

表 1. 高齢者・認知機能障害・嚥下障害のある患者への対応

1．嚥下障害を念頭に置いた対応
⇒可能なら嚥下障害スクリーニングを…
2．より誤嚥の危険が少ない食事の提供
• 食下げ：常食⇒全粥食，嚥下食など
• 食事の大きさの調整：一口大・きざみなど
• とろみ付加
3．歯磨き・口腔ケア：セルフケアを推奨しつつも，確認
4．COVID-19肺炎＋誤嚥性肺炎のリスクを医療者で共有

に注意した対応が必要である．

4．挿管された患者

前述のように，挿管管理および挿管期間は嚥下障害のリスク因子である．対応については後述する．

5．気管切開後の患者

前述のように，気管切開および気管切開期間は嚥下障害のリスク因子である．対応については後述する．

挿管を要さない COVID-19 患者への 食事提供での注意

COVID-19患者は肺に器質的障害を有することが多く，誤嚥によって肺障害が悪化しやすいことから，誤嚥を予防することはCOVID-19の治療上の重要なポイントである．つまり，誤嚥による肺炎を極力予防する意識や注意が，患者自身や医療従事者に必要である．患者に接する際の感染への不安があるだろうが，適切な感染対策のうえで患者に嚥下障害スクリーニングを行い，嚥下機能に

表 2. 抜管後の患者に対する嚥下障害に留意した対応

1. 嚥下障害を念頭に置いた対応
⇒嚥下障害スクリーニング‼
2. 慎重な食上げ
・誤嚥しにくい食事から提供
・口腔内の状況に応じた食事の大きさ・1 口量の調整
・とろみ付加
3. 歯磨き・口腔ケア：セルフケアを推奨しつつも，確認
4. 「嗄声」がある場合，声帯麻痺を疑うべき！

配慮した食事の提供を行うことが望ましい．「嚥下機能が低下傾向であったが辛うじて誤嚥していなかった人」や「もともと嚥下障害がある人」に入院前と同じ食事形態で食事を提供してもよいだろうかなど，まず疑問を抱くことが誤嚥を予防する第一歩である．特に高齢者の場合，発熱症状や咳などで体力が低下していることが容易に想定されるため，これまで摂食していた食事内容よりも摂食しやすい形態への食事変更や，誤嚥に留意して嚥下食のレベルを下げるなどの配慮が必要である．また，口腔ケア不足によって，口腔内細菌叢が変化し肺炎リスクが上がることから，食前食後の口腔ケアも重要である．患者自身が口腔セルフケアを行うことができる場合，口腔ケアを指導・確認のうえ，患者自身で口腔ケアを行ってもらう．

COVID-19 患者で嚥下障害が気になる場合，以下のような対応を検討する．

・適切な摂食姿勢
・通常よりも 1 口の量を少なくする（使用するスプーンやフォークを小さくする）
・通常よりも，飲食をゆっくり行う
・咳がでたり，呼吸が早くなったりする場合は，食事を少し止めて状態が落ちつくのを待つ
・少量ずつ分食するなど，摂食による疲労を減らす
・通常よりもまとまりやすく，咀嚼しやすい食形態にする
・摂食中に食事に集中できる環境にする
・会話しながら摂食しない
・水分につけるとろみの程度を通常より幾分濃くする
　など．

COVID-19による肺障害を考慮した摂食嚥下対応

入院患者に対しては，COVID-19 の臨床的特徴である「肺障害」を十分理解して嚥下診療に臨まなければならない．患者の多くは呼吸障害のため入院治療が必要であり，「肺障害を有する」状態である．COVID-19 の症状が改善しても後遺症として肺障害が残ることも多く，誤嚥性肺炎の場合に抗菌薬治療で肺炎が軽快する場合とは病態が異なる．COVID-19 患者の嚥下障害と脳卒中や神経筋疾患による嚥下障害とは別の病態であるため，脳卒中や神経筋疾患とはやや異なる対応方法が必要と考える．経口摂取のために「多少むせていても食事提供を行う」よりは，「食物誤嚥によりさらに肺障害が悪化しないよう注意した食事提供を行う」ほうが安心である．

抜管後の患者に対する嚥下障害に留意した対応

挿管および挿管期間が長期化した場合，嚥下障害に十分注意が必要である．そのため，抜管後は嚥下障害を念頭に置いて，嚥下障害スクリーニング（飲水テスト，改訂水飲みテストなど）を行うことを推奨する．また，スクリーニング結果で嚥下障害の可能性が低いと判断された場合でも，誤嚥しにくい食事から提供するなど慎重な食上げが望ましい．スクリーニングにより嚥下障害の疑いがある場合には専門家に評価を依頼する．表 2 に注意事項を記した．嗄声がある場合には，声帯炎の可能性もあるが，まず声帯麻痺を念頭に置くべきである．

気管切開後の患者に対する嚥下障害に留意した対応

筆者自身の印象として，挿管が必要な COVID-19 患者は非常に痰が多く，挿管中はチューブ閉塞しやすく，気管切開後も気管切開カニューレの閉塞に注意が必要である．また，人工呼吸器管理を要するほど肺機能が低下している（換気能が低下）一方で，喀出力は強い．気管切開カニューレやサイドチューブからの吸引は 1 時間に数回必要なこともあり，嚥下機能は低下していると判断せざる

表 3. 気管切開後の患者に対する嚥下障害に
留意した対応

```
1. 肺の障害が強いことを忘れてはいけない！！！
   脳卒中や神経筋疾患による嚥下障害とは
   患者の肺の状態が異なることに注意を！
2. 誤嚥により肺障害が加わることは避けるべき！
3. 排痰訓練や発声訓練，間接訓練を優先する
4. 一般的に直接訓練を開始する時期・状況より
   も，直接訓練開始時期を遅らせる
```

を得ない．しかし，COVID-19 罹患前に健常であった場合，治療中に脳卒中や他の神経障害などの併発がなければ，全身状態の改善とともに嚥下機能も改善しやすい可能性がある．

そこで，筆者は，気管切開患者に対して嚥下訓練を進める場合，経口摂取訓練を勧めるよりはむしろ，声門下圧がかかる状態にし，発声や排痰訓練を優先することにしている．COVID-19 による肺障害に加えて誤嚥のリスクがある状況で摂食訓練を行うよりも，誤嚥したものを自己喀出できる状態に訓練したうえで，その後積極的な直接訓練（経口摂取訓練）を行うことが望ましいと考えるからである．COVID-19 肺炎で気管切開が必要な患者は，肺の障害が強いことを忘れてはならず，誤嚥により肺障害が加わることは避けるべきである（表 3）．

意識レベルが保たれており，自己喀痰が可能で，口腔ケアが適切に行われており，ADL と呼吸機能が改善傾向，自分の意志で嚥下運動が可能であれば，筆者はカフ付きカニューレから発声できるスピーチカニューレに変更している．これにより，吸引回数を軽減させ発声訓練を含めた間接的嚥下訓練を強化しやすくなる．間接的嚥下訓練を強化することで，その後のスムーズな食上げとカニューレ抜去に繋がると考えている．

おわりに

COVID-19 後遺症としての嚥下障害の発症率やリスク因子について説明した．高齢，呼吸器感染

症，長期間の侵襲的人工呼吸管理，長期間の気管切開留置は嚥下障害のリスク因子である．COVID-19 患者への食事提供の際には，嚥下障害の可能性を念頭に置いて適切な対応が必要である．

参考文献

1) Osbeck Sandblom H, Dotevall H, Svennerholm K, et al：Characterization of dysphagia and laryngeal findings in COVID-19 patients treated in the ICU-An observational clinical study. PLoS One, **16**(6)：e0252347, 2021.
   Summary ICU で治療を行った COVID-19 患者に内視鏡検査を行い，喉頭所見や嚥下機能を報告している．

2) Lindh MG, Mattsson G, Koyi H, et al：Swallowing function in COVID-19 patients after invasive mechanical ventilation. Arch Rehabil Res Clin Transl, 2022. doi：10.1016/j.arrct.2021.100177. Online ahead of print.
   Summary 人工呼吸器管理を要した COVID-19 患者を対象とした後方視的研究．嚥下障害は，高齢，高血圧，人工呼吸器管理，気管切開がリスク因子であった．

3) Bordejé Laguna L, Marcos-Neira P, de Lagrán Zurbano IM, et al：Dysphagia and mechanical ventilation in SARS-COV-2 pneumonia：It's real. Clin Nutr, 2021. doi：10.1016/j.clnu.2021.11.018. Online ahead of print.
   Summary ICU で治療を行った COVID-19 患者 232 人を対象とした報告．嚥下障害の発症率やリスク因子について報告している．

4) Grilli GM, Giancaspro R, Del Colle A, et al：Dysphagia in non-intubated patients affected by COVID-19 infection. Eur Arch Otorhinolaryngol, **279**(1)：507-513, 2022.

5) Martin-Martinez A, Ortega O, Viñas P, et al：COVID-19 is associated with oropharyngeal dysphagia and malnutrition in hospitalized patients during the spring 2020 wave of the pandemic. Clin Nutr, 2021. doi：10.1016/j.clnu.2021.06.010. Online ahead of print.

第 50 回 日本乳腺甲状腺超音波医学会学術集会

会　　期：2023 年 5 月 13 日（土）～14 日（日）

会　　場：都市センターホテル

　　　　　〒 102-0093　東京都千代田区平河町 2 丁目 4-1／TEL：03-3265-8211

会　　長：北川　亘（伊藤病院　外科）

テーマ：超音波魂で未来をひらく

プログラム〔予定〕：

　特別講演，教育講演，教育セミナー，シンポジウム，パネルディスカッション，委員会・研究部会

　企画セッション，ハンズオンセミナー，一般演題，共催セミナー等

ホームページ：https://site2.convention.co.jp/50jabts/index.html

主催事務局：伊藤病院

　　　　　　　〒 150-8308　東京都渋谷区神宮前 4 丁目 3-6

【運営事務局およびお問合せ先】

　第 50 回日本乳腺甲状腺超音波医学会学術集会　運営事務局

　日本コンベンションサービス株式会社　内

　〒 100-0013　東京都千代田区霞が関 1-4-2　大同生命霞が関ビル 14 階

　E-mail：50jabts@convention.co.jp

MB ENT, 278：55-61, 2022

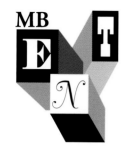

◆特集・耳鼻咽喉科領域におけるコロナ後遺症―どう診る，どう治す―

COVID-19 患者の気管切開管理

有泉陽介*

Abstract COVID-19 の人工呼吸管理が長期に及ぶ場合は気管切開術が必要になる．気管切開の目的は人工呼吸期間の短縮と，長期挿管による喉頭気管狭窄の回避である．気管切開孔の管理では，適切な感染対策と術後合併症への対応が重要である．吸引処置や呼吸器回路の脱着によるエアロゾル発生を防ぐために，気管切開チューブに閉鎖式吸引と人工鼻を装着する．注意すべき早期合併症は出血，チューブのトラブル（閉塞，逸脱，迷入），創感染である．閉塞を防ぐためには二重管タイプのチューブが有用である．肥満や頸部拘縮などチューブの逸脱リスクがある患者では長尺のものも検討すべきである．本疾患ではチューブ交換の時期を通常より遅らせることも容認されるが，不要に遅らせることのないようにする．処置に必要な感染対策のレベルは各施設の該当部門と相談のうえ決定されるべきである．

Key words 新型コロナウイルス感染症（COVID-19），気管切開術（tracheostomy），気管切開孔（tracheal stoma），術後管理（postoperative care），術後合併症（postoperative complications）

背 景

COVID-19 が重症化すると，気管挿管による人工呼吸管理が必要になる．パンデミックの初期には本疾患の高い致命率と感染性への懸念から早期気管切開を回避すべきという声明が発出されたため，長期挿管管理される傾向があった．人工呼吸管理の期間が長くなると人工呼吸器関連肺炎や長期臥床に伴うトラブルにより患者の予後に影響が出る．また，長期挿管は喉頭や気管に様々な問題を引き起こすことが知られており，実際，本疾患においても声門癒着や気管狭窄の事例が多数報告[1)～3)]されている．本疾患から回復したサバイバーにとって，これら QOL 低下は社会復帰の障壁となる深刻な問題である．本疾患に対して気管切開を行う目的は，人工呼吸管理期間の短縮[4)5)]と不可逆的な喉頭気管の障害を防ぐことである．

気管切開術は感染媒体であるエアロゾルを発生させる処置（aerosol-generating procedures：AGPs）の一つである．したがって，本疾患の気管切開術においては，エアロゾルの発生を防ぐために，筋弛緩薬で一時的に患者の呼吸を完全に停止させたり，呼吸停止に備えて純酸素で酸素化を行うなどいくつかの対策が必要である．その他の具体的な方法については日本耳鼻咽喉科頭頸部外科学会が発行している気管切開ガイド[6)]を参照されたい．我々もこのガイドを参考に気管切開術を行っている[7)]．

本疾患に対する気管切開術の方法については様々な機関から声明が発出されているが，これらの多くはまだ本疾患の詳細が不明であった感染流行の初期に発行されているため，周囲への感染対策に重きが置かれており，術後合併症やその対策について述べているもの[8)～10)]は多くない．本稿では我々が実際に遭遇した術後合併症の経験を交えて紹介する．

* Ariizumi Yosuke，〒 113-8519 東京都文京区湯島 1-5-45　東京医科歯科大学頭頸部外科，講師

表 1. 周囲への感染リスクに配慮した気管切開孔の管理方法

医療者は適切な PPE を装着する
患者本人にもサージカルマスクを装着する
吸引で咳を誘発させない
閉鎖式吸引の使用
二重管タイプの気切チューブを使用（閉塞を回避）
人工鼻を装着する
開放回路での高流量酸素投与は避ける
感染確実例と疑い例では側孔付き気切チューブ*の使用を控える
原疾患が改善し感染性が低下するまで（発症 20 日）はチューブ交換の延期が可能
気管孔に感染や肉芽の問題がなければチューブ交換の延期が可能
チューブ交換は必要最低限の人員で行う

*スピーチタイプなどを含む
（日本耳鼻咽喉科頭頸部外科学会の対応ガイドと嚥下医学会の診療指針より一部改変して掲載）

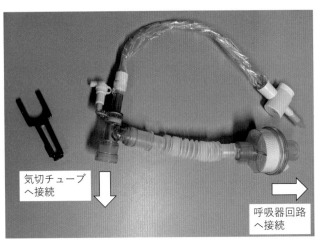

図 1. 閉鎖式吸引と人工鼻

気切チューブ
へ接続

呼吸器回路
へ接続

COVID-19 の呼吸管理目的に気管切開を行った患者に対する管理の留意点

　術後管理で注意すべきことは，周囲の患者や医療者へ感染させないことと，術後合併症への対応である．

　周囲への感染リスクに配慮した気管切開孔の管理方法については，日本耳鼻咽喉科頭頸部外科学会[6]や嚥下医学会[11]から指針が示されている．これらをまとめたものを表1に示す．前述のとおり気管切開術は AGPs であるが，その後の喀痰吸引や気管切開チューブ（以下，気切チューブ）の交換も AGPs である．喀痰吸引によるエアロゾル発生を回避するためには，閉鎖式吸引の使用が有用である．気切チューブの先に閉鎖式吸引回路を接続しておけば，呼吸器回路を脱着せずに喀痰吸引が

可能になる．さらに，この閉鎖式吸引の先に人工鼻などのウイルス不透過フィルターを接続しておけば，これより先の回路にはエアロゾルが侵入しなくなるため，回路管理の安全性が高まる（図1）．

　気管切開術後の合併症には早期合併症と晩期合併症がある．ここでは早期合併症について述べる．本疾患に対する気管切開術では14%の症例に早期合併症が生じる[12]と報告されている．早期合併症のうち注意すべきなのは，出血，気切チューブのトラブル（カフリーク，閉塞，逸脱），感染[8][13]である．

　もっとも高頻度にみられる合併症は術後出血であり，合併症の約半数を占める[12]．本疾患は凝固系に異常をきたすことが知られており，多くの症例がヘパリンの持続点滴を受けている．さらに，気管切開が必要になるような重症例では持続透析や ECMO が行われることも多い．そのため，術後出血のリスクが高い．通常の頭頸部手術における出血は，手術当日か翌日までに生じることが大半であると思われるが，本疾患においては凝固系の変化に応じて数週間経過してから出血することも稀ではない．一般に気管切開術後に出血した患者は，2～4 倍の死亡リスクがあると報告[14]されている．人工呼吸管理されている患者の気管孔に出血をきたすと，凝血塊が気管内を充満して致命的になることがある．止血は焼灼や結紮が基本である．一般的な疾患では気管孔の圧迫でも対応可能であるが，本疾患においてはいったん止血したようにみえても，気管内に血液が流入し続けている

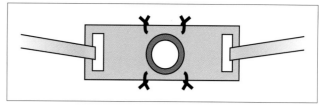

図 2. 気切チューブの縫合固定
フリンジ内側の上下 4 点を皮膚に縫合固定する

可能性があるため注意が必要である．当院での止血処置を紹介する．まず，気管内に凝血があれば，気切チューブをいったん抜去して太い吸引管などで摘出する．気切チューブを抜去している間は無換気になるので，事前に純酸素で十分酸素化しておく．続いてチューブを再挿入して止血操作に入る．術野確保のために気切チューブを抜去して一時的に経口気管挿管に戻すことも一法であるが，口腔咽頭にも凝血塊が充満している場合などは気管挿管も必ずしも容易ではないことが難点である．当院では後述のとおり気切チューブに長尺可変長タイプを用いるようになったため，その後は気切チューブが挿入されたままの止血操作も比較的容易になったと感じている．高濃度酸素で換気している中で焼灼を行うと酸素へ引火して大事故を引き起こすことがある．酸素濃度は可能な限り下げておく．引火リスクを下げるため，焼灼はモノポーラではなくバイポーラ電気メスで行う．引火した場合に備えて消火用の生食ガーゼを手元においておく．

出血に次いで多い合併症は，閉塞，逸脱，カフリークなど気切チューブのトラブルである[12]．気切チューブが閉塞すると唯一の換気経路が絶たれることになるため大変危険であり，緊急対応が必要になる．本疾患は痰が多いことが特徴である．人工呼吸患者において気切チューブが閉塞した場合は，直ちにチューブを抜去して新しいものを再挿入するか緊急で気管挿管を行って気道を確保する必要がある．一般に，術後 2 週間以内に気切チューブの交換を行うと，気管外の皮下組織へチューブが誤挿入されるリスクが高いとされている．特に人工呼吸患者においては，チューブ先端が皮下組織に迷入すると縦隔が陽圧換気され，縦隔気腫や致命的な緊張性気胸を招く[15]ことが知られている．そのため，術後早期の気切チューブ再挿入には細心の注意が必要である．患者が感染隔離区域にいる場合は耳鼻咽喉科医がすぐ対応できない可能性がある．緊急で気切チューブ再挿入が必要になるような状況は極力回避すべきである．

痰による閉塞を防ぐためには二重管タイプの気切チューブを使用することが有用[6]であるとされている．内筒を適宜交換することでチューブ本体の痰による閉塞を防ぐことが可能である．

逸脱は気切チューブ全体が抜けてしまった状態や，先端が抜けてきて気管外の皮下組織内に迷入した状態を指す．前者は閉塞と同様に換気経路が失われ，後者は誤挿入と同様に緊張性気胸をきたす可能性があり，やはり気切チューブの再挿入か気管挿管による緊急対応が必要になる．カフリークも逸脱の初期症状であることもあるため，注意が必要である．逸脱を防ぐためには，気管切開術の際に気切チューブを確実に固定する必要がある．元来，気切チューブの固定はフランジ外側にある穴を使った紐ベルトによってなされていたが，近年，術後早期はこれに加えてフランジ内側の皮膚への縫合固定が必要であるとされてきている．当院では同部位の上下左右 4 点を皮膚に縫合（図 2）している．なお当院では当初，閉塞への対策として二重管タイプの気切チューブを用いていたが，肥満や頸部拘縮など通常長の気切チューブが適合しない症例において体位変換時の逸脱を経験した．その後は主科である救急科と相談し，閉塞リスクより逸脱リスクへの対策を優先して，長尺可変長の気切チューブ（アジャストフィット®）を用いることにしている．使用する気切チューブについては優先すべき合併症対策，施設や患者の状況などにあわせて，多職種で相談のうえ，個別に決定されるべきであると考えられる．

気管孔閉鎖までの戦略

早期合併症を起こさず順調に経過した場合，耳鼻咽喉科医がかかわる処置としては初回気切

チューブ交換，スピーチタイプへの変更，気管孔閉鎖の3つが考えられる．具体的な処置の方法について特別なものはなく，各施設で通常疾患に対して行われている方法で十分である．通常疾患と異なるのは処置の時期と場所である．

　通常疾患においては初回気切チューブ交換の時期は，術後7～14日程度が多いと考えられる．本疾患においては，気切チューブの交換がAGPsであることや当初は気切チューブの流通停止などが想定されたため，チューブの交換時期を遅くしたり頻度を減らすことが容認[6]されていた．当院では本疾患の流行当初から多くの重症例を受け入れてきており，より多くの重症例を受け入れるために状態が落ち着いた患者には早期の転院をお願いすることが多い．そのため，入院中にチューブ交換や気管孔閉鎖を行うことは稀である．当科では2020年5月～2021年9月までに36例の気管切開を行い，そのうち13例が人工呼吸器を離脱した．13例のうち9例はカフ付き気切チューブのまま術後早期に転院した．1例は術後58日目にカフ付き気切チューブを抜去して気管孔を閉鎖し，その後に退院した．当院でスピーチタイプに交換したのは3例であった．3例のうち2例は気管孔を閉鎖して退院し，1例はスピーチタイプのまま転院した．スピーチタイプへの変更は16，50，55日目に行われた．本疾患の流行の当初は様々な物流が停止し本疾患自体の情報も少なかったため，チューブの交換時期を遅らせることはやむを得なかったと考えられる．しかし，気切チューブ交換までの期間が遅くなると，閉塞，創感染，気管孔肉芽などのリスクが高くなることが推察される．いまのところ当院では気切チューブの交換時期を遅らせたことによる問題は生じていないが，気切チューブの交換時期をいたずらに遅らせることのないよう注意すべきである．

　気管切開術を受けた患者はしばらく感染区域にいると思われる．感染区域内で処置を行う場合は，気切チューブ閉塞への対応と同様に，処置後の急変時に専門医がすぐ駆けつけられないリスク

に配慮が必要であると考えられる．チューブ交換の際は誤挿入や逸脱がないか注意する．スピーチタイプに変更する場合は，発声や痰の自己喀出が可能であることや，気管孔に創感染や皮下気腫などの問題がないことなどが条件である．気管孔を閉鎖する場合は，これに加えて喉頭や気管に狭窄がないことを確認し，エアウェイキャップやテーピングで気管孔を仮閉鎖しても気道狭窄症状が生じないことを十分に確認する．本疾患は通常疾患より挿管期間が長くなる傾向がある．そのため，喉頭や気管の狭窄が多数報告[1)2)]されている．比較的短期間に改善した症例もあるものの，発生率や長期経過についてはまだ不明な点が多い．したがって，気管孔を閉鎖する場合は，喉頭や気管の狭窄症状に十分注意を払う必要がある．気切閉鎖の処置後に呼吸困難感が生じた場合には専門医を待たずとも感染区域にいるスタッフがテーピングを外して気道確保できるようにしておくなどの対応が必要であると考えられる．

　気切チューブの交換処置を行う際にもう一つ問題になるのはどの程度の感染対策をすべきかということであろう．患者のいる場所が感染区域内であれば医療スタッフはもともとN95マスクなどいわゆるfull-PPEを装着しているため迷うことはない．問題は感染区域を出たあとである．本邦において本疾患の退院基準は厚生労働省が定めている[16)]．2022年5月現在，気管切開を行うような重症例については，発症から15日間経過して症状軽快後72時間経過した場合に退院可能とされているが，発症から20日以内は適切な感染対策を行うこととされている．また，発症20日以内に軽快した場合は，軽快から24時間後と48時間後にPCRで陰性を確認すれば退院可能とされている．発症から20日が一つの基準になっていることがわかる．気管切開を受ける重症例においては，一般的に感染から気管挿管まで数日，さらに気管切開まで10～14日程度が経過している．さらに，初回チューブ交換が術後14日以降に行われるとすれば，この時点で発症から少なくとも20日は経過

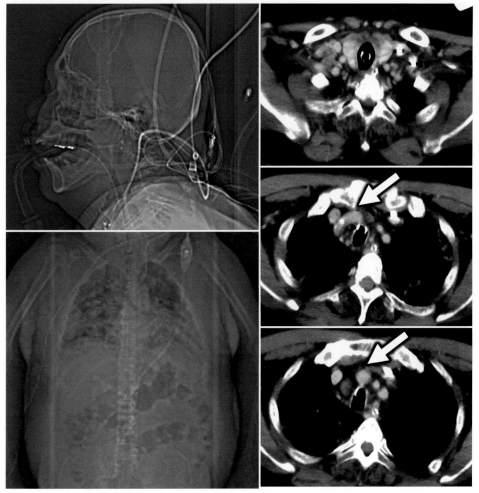

a | b

図 3. 術前 CT
BMI 30 kg/m²で短頸のため喉頭低位であった. さらに腕頭動脈が蛇行していた(矢印)

しているはずである. したがって, あとは症状軽快から72時間が経過していれば, 特別な感染対策をせずに処置が可能と考えることもできる. しかし, この基準を気管孔のある患者に当てはめてよいかどうかは不明である. 本疾患では過去に類をみないほど厳格な感染対策が行われている. 一臨床医としては過剰な感染対策に疑問を持つような場面に遭遇することも稀ではないが, 警戒の手を緩めて感染が拡大すれば院内患者や医療者への感染が起こり, 極めて重大な事態を招くことは明らかである. 厚生労働省の基準は随時アップデートされており常に最新の情報を得ておく必要がある. 現状では, 感染対策のレベルに迷う状況においては, その都度それぞれの施設の該当部門へ判断を仰ぐことが最善の方法であると考えられる.

症例提示

術後管理に難渋した症例を1例提示する.

【症　例】　53歳, 男性

【既往症】　慢性腎不全による血液透析, 高血圧, 睡眠時無呼吸, 慢性関節リウマチ

【現病歴】　発熱で発症し他院でPCR陽性. アビガン®とデキサメタゾンで治療するも改善せず, 発症11日目に酸素化不良で当院へ転院し気管挿管された. 16日目にいったん抜管されるも数日後に呼吸状態が悪化し再挿管. その後ECMO管理になった. ECMO管理中に全身出血傾向による気管支内出血を生じた. 発症36日目にECMOを離脱. 発症46日目にICUで気管切開術を行った. BMI 30.3 kg/m²の肥満で頸部は短く(図3-a), 腕

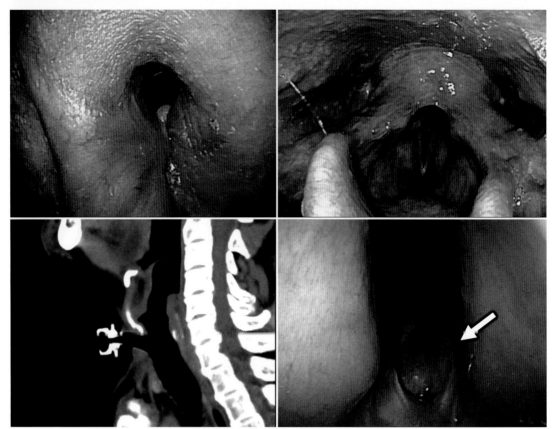

図 4. 術後半年の所見

a	b
c	d

気管孔はきれいに管理されていた(a). CTで輪状軟骨壊死は認めなかった(c). 両側声帯の開大制限あり(b). 気管孔から声門下をみると披裂間粘膜に肉芽と瘢痕を認めた(d, 矢印)

　a：気管孔外観
　b：喉頭内視鏡
　c：CT
　d：気管孔からみる声門下

頭動脈が蛇行(図 3-b)していた. 通常の位置に気管切開するのは困難と考え, 輪状軟骨を切除して高位気管切開(輪状軟骨開窓術)を行った. さらに術後出血ハイリスクと考えられたため, 気管孔周囲に縫い付けた皮膚の下に可吸収性止血剤を充填した. しかし, 術後2日目に術後出血を生じた. 気管開窓の縫合を外して焼灼止血した. 繰り返す出血に対して複数回の止血処置を行った. 3日目には創感染を生じ, 発熱とともに気切部から膿性滲出液が流出した. 培養で多剤耐性菌が検出された. 抗生剤点滴に加えて連日の洗浄処置が行われた. 創感染が改善し全身状態も落ち着いてきたため術後19日目に他院へ転院となった.

　転院先では気切チューブ閉塞と思われるエピソードがあったが問題なく回復し, その後スピーチタイプの気切チューブに変更された. 半年後に転院先を退院して当科外来を受診した. 気管孔は訪問診療できれいに管理されていたが, 両側声門の開大がやや制限されていた. CTで軟骨壊死はなかったものの, 気管孔から声門下を観察すると声門後方の披裂間粘膜が肉芽状であり, 長期挿管による影響が考えられた(図 4). 本症例の気管切開は輪状軟骨が一部切除されており, さらに術後に創感染を生じていたため, 外来での気管孔閉鎖は行わずに後日ヒンジフラップで手術的に閉鎖する方針とした. まずは自宅で安全に過ごすために, 気切チューブの自己管理を指導した. 外来受診から3か月後, エアウェイキャップで気管孔を仮閉鎖しても呼吸困難感なく過ごせるかどうかを確認するため, スピーチタイプの気切チューブを

レティナ®に変更した．しかし，自宅で抜けてしまい，翌々日に外来受診した際にはスピーチタイプの気切チューブも入らなくなっていた．やや声門開大が弱いものの声門下狭窄はなく，気道狭窄音や呼吸困難感もないことから，本人と相談のうえで気切チューブ再挿入は行わずにそのまま経過観察することにした．その後，数か月経過しているが，現在までのところ声門下や気管の狭窄はない．今後も慎重に経過観察していく予定である．

引用文献

1) Leopard MD, Moorhouse MT：A case of Covid-19 associated laryngeal synechia as a cause for failed tracheostomy decannulation. Trends in Anaesthesia & Critical Care, **34**：47-49, 2020.
   Summary COVID-19で14日間の挿管管理の後に気管切開された症例の報告．声帯後方に癒着があり喉頭微細手術が行われた．

2) Gervasio CF, Averono G, Robiolio L, et al：Tracheal Stenosis After Tracheostomy for Mechanical Ventilation in COVID-19 Pneumonia—A Report of 2 Cases from Northern Italy. Am J Case Rep, **21**：e926731, 2020. doi：10.12659/ajcr.926731.

3) Miwa M, Nakajima M, H Kaszynski R, et al：Two Cases of Post-intubation Laryngotracheal Stenosis Occurring after Severe COVID-19. Intern Med, **60**：473-477, 2021.

4) Chong WH, Tan CK：Clinical Outcomes of Early Versus Late Tracheostomy in Coronavirus Disease 2019 Patients：A Systematic Review and Meta-Analysis. J Intensive Care Med, 8850666221098930, 2022.

5) Ji Y, Fang Y, Cheng B, et al：Tracheostomy timing and clinical outcomes in ventilated COVID-19 patients：a systematic review and meta-analysis. Crit Care, **26**：40, 2022.

6) 日本耳鼻咽喉科頭頸部外科学会：気管切開の対応ガイド第二版，2020. http://www.jibika.or.jp/members/information/info_corona.html

7) 有泉陽介：with/afterコロナ時代の耳鼻咽喉科診療の取り組み 大学の立場から．日耳鼻会報，**125**：71-74, 2022.

8) Meister KD, Pandian V, Hillel AT, et al：Multidisciplinary Safety Recommendations After Tracheostomy During COVID-19 Pandemic：State of the Art Review. Otolaryngol Head Neck Surg, **164**：984-1000, 2021.

9) McGrath BA, Brenner MJ, Warrillow SJ, et al：Tracheostomy in the COVID-19 era：global and multidisciplinary guidance. Lancet Respir Med, **8**：717-725, 2020.

10) Pandian V, Morris LL, Brodsky MB, et al：Critical Care Guidance for Tracheostomy Care During the COVID-19 Pandemic：A Global, Multidisciplinary Approach. Am J Crit Care, **29**：e116-e127, 2020.

11) 日本嚥下医学会：新型コロナウイルス感染症流行期における嚥下障害診療指針 気管切開孔管理．2020年04月14日. https://www.ssdj.jp/new/detail/?masterid=113

12) Ferro A, Kotecha S, Auzinger G, et al：Systematic review and meta-analysis of tracheostomy outcomes in COVID-19 patients. Br J Oral Maxillofac Surg, **59**(9)：1013-1023, 2021. doi：10.1016/j.bjoms.2021.05.011.

13) Moser CH, Freeman-Sanderson A, Keeven E, et al：Tracheostomy care and communication during COVID-19：Global interprofessional perspectives. Am J Otolaryngol, **43**(2)：103354, 2022.

14) Brenner MJ, Pandian V, Milliren CE, et al：Global Tracheostomy Collaborative：data-driven improvements in patient safety through multidisciplinary teamwork, standardisation, education, and patient partnership. Br J Anaesth, **125**：e104-e118, 2020.

15) 一般社団法人日本医療安全調査機構（医療事故調査・支援センター）第4号 気管切開術後早期の気管切開チューブ逸脱・迷入に係る死亡事例の分析．2018年（平成30年）6月. https://www.medsafe.or.jp/modules/advocacy/index.php?content_id=52

16) 厚生労働省新型コロナウイルス感染症対策推進本部：感染症の予防及び感染症の患者に対する医療に関する法律第18条に規定する就業制限の解除に関する取扱いについて．2022. https://www.mhlw.go.jp/content/000891476.pdf

第 32 回 日本頭頸部外科学会総会・学術講演会

会　期：2023 年 1 月 19 日（木）～1 月 20 日（金）
会　場：金沢文化ホール　〒 920-0864　石川県金沢市高岡町 15-1
　　　　　金沢ニューグランドホテル　〒 920-0919　石川県金沢市南町 4-1
会　長：吉崎智一（金沢大学医学系耳鼻咽喉科・頭頸部外科学）
テーマ：継承・発展・挑戦　～頭頸部外科の重力を上げる～
ホームページ：https://www.c-linkage.co.jp/jshns32/index.html
予定プログラム：
　1）　**特別講演**
　　　・科学技術と人間の未来―哲学的観点から
　2）　**シンポジウム**
　　　・耳科側頭骨外科学の挑戦
　　　・鼻科学の挑戦
　　　・口腔咽頭科学の挑戦
　　　・喉頭科学の挑戦
　　　・甲状腺外科学の挑戦
　3）　**パネルディスカッション**
　　　・頭頸部外科領域の挑戦的研究
　4）　**教育セミナー**
　　　・鼓室形成術
　　　・頭頸部外科医に必要なめまいの知識
　　　・好酸球性副鼻腔炎　外科治療の役割
　　　・ロボット手術をはじめよう
　　　・音声外科
　　　・耳下腺浅葉から深葉まで
　　　・内視鏡下甲状腺手術
　　　・嚥下障害
　　　・内視鏡下耳科手術　入門から応用まで
　　　・鼻中隔・下鼻甲介
　　　・パワーデバイスによる扁桃摘出
　　　・人工聴覚器（人工内耳）
　　　・甲状腺外切開手術
　　　・頸部郭清術
　　　・舌部分切除と舌リンパ節の処理
　5）　**共済セミナー**
　　　・頭頸部癌免疫療法の最前線
　　　・ガイドラインを踏まえた頭頸部がん薬物療法の基本と応用
　　　・Trans-Oral Robotic Surgery　今と将来
　　　・PCE レジメンを用いた頭頸部癌治療戦略
事務局：金沢大学医学系耳鼻咽喉科・頭頸部外科
　　　　　〒 920-8640　石川県金沢市宝町 13-1
【運営事務局】　株式会社コンベンションリンケージ
　　　　　〒 920-0015　石川県金沢市駅西本町 1 丁目 14 番 29 号　サン金沢ビル 3F
　　　　　TEL：076-222-7571／FAX：076-222-7572
　　　　　E-mail：jshns32@c-linkage.co.jp

MB ENT, 278：63-73, 2022

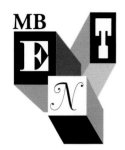

◆特集・耳鼻咽喉科領域におけるコロナ後遺症—どう診る，どう治す—

COVID-19 後遺症に対する
鼻咽腔処置（B スポット治療）

杉浦むつみ*1　久我たくみ*2　久我　堯*3

Abstract　COVID-19 後遺症では，倦怠感，頭痛をはじめ様々な症状が確認されている．しかし，その病態機序については未だ不明な点も多く，症状に応じて各科の医師が対症療法を行っているものと思われる．後遺症を有する者の中には症状の長期化により就労困難となるケースもあり深刻な問題となっている．耳鼻咽喉科領域では，嗅覚・味覚障害，頭痛，後鼻漏，咽喉頭違和感，咳嗽，倦怠感，浮遊感，耳閉感などが後遺症の症状に含まれる．

2021 年の 5 月より当院にも COVID-19 後遺症の患者が来院するようになった．その多くは COVID-19 罹患後の倦怠感や頭痛を訴え，後遺症外来の担当医の勧めやインターネットの情報をもとに鼻咽腔処置（B スポット治療）希望の受診であった．その治療経験から得られた知見と COVID-19 後遺症に対する鼻咽腔処置の効果と限界，適応となる症状，鼻咽腔処置の作用メカニズムにつき解説する．

Key words　鼻咽腔炎（nasopharyngitis），自律神経失調症（autonomic imbalance），B スポット治療（B-spot treatment），鼻咽腔処置（nasopharyngeal treatment），慢性上咽頭炎（chronic epipharyngitis），上咽頭擦過療法（epipharyngeal abrasive therapy：EAT）

鼻咽腔処置（B スポット治療）

B スポット治療とは東京医科歯科大学耳鼻咽喉科初代教授の堀口が提唱した治療法で，鼻咽腔の粘膜に鼻用綿棒と咽頭捲綿子を用いて 1% の塩化亜鉛を，経鼻的，経口的に擦過塗布する処置のことである[1]（図 1）．1984 年に堀口が鼻咽腔炎について一般向けの書籍を書いた際に，編集者の提案で鼻咽腔のことをその頭文字をとり B スポットと呼んだことから鼻咽腔処置は B スポット治療と呼ばれるようになった．当時はそのメカニズムを科学的に説明することが難しかったことや，処置による診療報酬が安価だったなどの理由で，B スポット治療は広く普及するには至らなかった．しかし，その治療効果を知る一部の耳鼻咽喉科医の間では，後鼻漏，咳，嗄声，痰絡みなどの咽喉頭違和感，頭痛，肩こり，アレルギー性鼻炎を伴う自律神経失調に関連した不定愁訴に有効な治療法として今日まで治療が行われてきた．

なお，最近，上咽頭における処置を上咽頭擦過療法（epipharyngeal abrasive therapy：EAT）と呼ぶこともある．

鼻咽腔（B スポット）とは

鼻咽腔（nasopharynx）とは前方には後鼻孔と鼻中隔後端，下壁は軟口蓋背面，側壁には左右の耳管咽頭口の開口部がある広い空間のことである[1-3]．堀口がこの部位を上咽頭ではなく，あえて鼻咽腔と命名した理由は，上咽頭の粘膜には中・下咽頭とは異なり，鼻腔，喉頭の一部，気管支と同様に線毛細胞が存在することにある．たとえば，小さな食片が上咽頭に迷入した場合，著し

*1 Sugiura Mutsumi，〒 359-1123　埼玉県所沢市日吉町 8-11　久我クリニック
*2 Kuga Takumi，同
*3 Kuga Takashi，同，院長

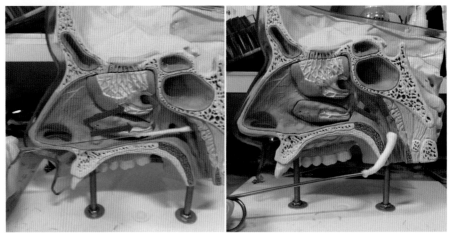

a．経鼻的処置　　　　　　　　　　　b．経口的処置

図 1．鼻咽腔処置（B スポット治療）

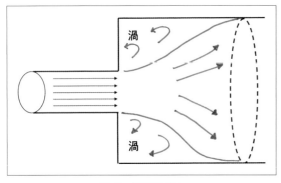

図 2．管路急拡大

管路断面積の急拡大により気流速度が減少すると同時に，流れが剥離することによる気流の渦の発生により気流運動エネルギーの損失を生じてさらに気流速度が減少する

い異物感を生じる．しかし，これは中・下咽頭ではみられない現象である．上咽頭は嚥下を司る中・下咽頭とは異なり，むしろ喉頭や気管のように呼吸を司る気道の一部と考えるべきだと主張し堀口はこの空間を鼻咽腔と呼んだ．

　呼吸の際に左右の鼻孔から吸い込まれた鼻内気流は，狭い鼻道を抜けて鼻咽腔で合流する．この際，急に広い空間に出た鼻内気流は管路断面積の急拡大により気流速度が減少すると同時に，気流が剥離することにより気流の渦が発生するため，気流運動エネルギーの損失を生じてさらに気流速度が減少する（図2）．ここで気流は90°向きを変えて下方に吸引されていく．通過する管路が曲がる場合，角度の変化が大きくなると気流運動エネルギーの損失を生じてさらに気流速度が減少する．

　以上の理由で鼻咽腔では吸気時には気流が渦を発生しながら気流速度を減少し，また呼気時には気流が 90°向きを変えた影響に加え後鼻孔を通過する際に，管路の通過面積が急縮小することから気流の渦が生じるために気流速度が減少する．鼻咽腔は人が鼻呼吸をする限り空気が速度を落として繰り返し通過する場所であり，その際に気流が渦を発生させ停滞するために空気と一緒に吸い込まれた細菌やウイルス，粉塵がその粘膜に付着しやすい空間なのである．

鼻咽腔炎に関連した症状と疾患について

　この病態について本邦で最初に報告したのは大阪医科大学（現，大阪医科薬科大学）初代教授の山崎である[4]．山崎は，肩こり，後部硬直感，鼻咽頭上壁の異常感，後鼻漏，鼻閉，鼻汁などの様々な症状と鼻咽頭上壁との関係を確認し鼻咽頭症候群と報告した．また，ウサギを使った実験で，鼻咽頭上壁に自律神経が存在し，ここを刺激することで自律神経に影響することを報告した．堀口は頭痛，肩こり，鼻閉，喉頭異常感，微熱，全身倦怠感，耳痛，めまいなどの症状と，鼻咽腔の炎症との関連を指摘し，この病態を鼻咽腔炎と呼び報告した[3]．特に，頭痛については鼻咽腔炎の放散痛ととらえ，頭痛の部位と鼻咽腔の炎症部位との対応関係を具体的に示した[1~3]（図3）．最近では大野[5]や Mogitate ら[6]が慢性上咽頭炎としてこの病態の治療経験を報告している．過去 4 年間に当

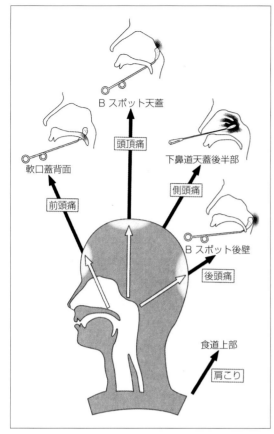

図 3. Bスポットの炎症部位と頭痛などの対応関係
（文献 1，p.50 より引用）

院で治療を行った鼻咽腔炎症例 988 例について確認された症状（重複あり）は後鼻漏が圧倒的に多く全体の 51% と過半数を占め，次いで頭痛 36.2%，肩こり 28%，鼻の奥の違和感 24%，咽喉頭違和感 21.4%，咳嗽 12.8%，鼻閉 12%，咽頭痛 10.7%，倦怠感 9% などとなっていた．現在，厚労省が出している COVID-19 診療の手引き[7]にある罹患後症状のマネジメントに記載されている代表的な罹患後症状のうち，倦怠感，咳，喀痰，頭痛などの症状は鼻咽腔炎でみられる症状である．

鼻咽腔処置（B スポット治療）の作用機序

現在，下記の作用が考えられている．
1）自律神経の正常化作用[8)9)]
2）血中の副腎皮質ホルモンを遊出させる作用[10)]
3）線維素溶解現象の正常化作用[11)]
4）塩化亜鉛による局所の消炎，殺菌作用[12)]

5）擦過による瀉血作用（うっ血が改善することによる脳リンパ流の改善）[13)]

1）〜3）の作用は鼻咽腔炎症例の処置前後を調べた研究で実証されている．

近年，脳脊髄液の排泄経路として硬膜リンパ管が発見され[14)]，さらに硬膜リンパ管から咽頭リンパ管を経て深頸部リンパ節への流入経路が発見された[15)]．堀田[13)]は上咽頭での静脈うっ血により血管内皮細胞から炎症性メディエーターが放出され，リンパ流路のうっ滞が生じたことから起きた脳脊髄液の排泄障害が脳機能障害をもたらすと考察している．5）の作用について，綿棒で上咽頭の粘膜下にある細静脈叢を擦過することで生じた機械的な瀉血作用により，脳脊髄液の排泄障害が改善することで脳機能障害が改善し，結果として自律神経症状が改善するとしている[13)]．この考察は処置時の出血が一時的であり止血処置を必要としない理由として合致する．

鼻咽腔処置（B スポット治療）の手技

鼻鏡下に 1% の塩化亜鉛を浸した鼻用綿棒を外鼻孔から総鼻道に挿入し，綿棒の先が咽頭後壁に触れたところで粘膜を軽く擦過する．なお，鼻中隔弯曲や鼻粘膜の腫脹のため外鼻孔から総鼻道に容易に綿棒が挿入できない場合は経口的処置のみを行う．

経口的処置については舌圧子で舌背を軽く抑え，1% の塩化亜鉛を浸した咽頭捲綿子の先端を口蓋垂起始部裏面より上方に滑り込ませ，そっと持ち上げるように動かして咽頭後壁に軽く擦過塗布する．図 4 に経口的処置時の咽頭捲綿子の動きを示す．経口的処置は一度に擦過塗布する面積が大きくなるため痛みを伴うことが多いので，特に初回の処置時には強く擦過しないように注意する．筆者は初回の処置時に図 4 の ② から ④ の方向に処置をしている．耳痛や耳閉を訴える症例については耳管咽頭口周囲（① と ⑤ の方向）に，また前頭部や顔面痛を訴える場合には軟口蓋背面（青矢印参照）に処置を行う．軟口蓋背面の処置に

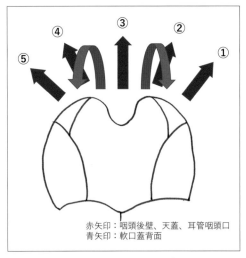

赤矢印：咽頭後壁，天蓋，耳管咽頭口
青矢印：軟口蓋背面

図 4. 経口的処置時の咽頭捲綿子の動き

ついては咽頭捲綿子の屈側を口蓋垂の裏面から鼻中隔後端に向けて動かす．この際，咽頭捲綿子の先端が鼻中隔後端の骨に触れると抵抗があるので指標にしている．処置に慣れてきた症例については図4の① から ⑤ まで1度の処置で行う．堀口は早期の処置でもっとも重要なのは軟口蓋の背面で，鼻中隔の後端に接するくらいの深さに左右の外側壁まで塗布し，その後，側壁，後壁，天蓋，時には下鼻道壁，中鼻道壁，agger nasi などに処置を行うとしている[2)3)]．鼻咽腔に炎症がある場合，処置により鼻用綿棒や咽頭捲綿子に血液の付着を認める．処置による出血は血管からの出血とは異なり鼻咽腔の粘膜にうっ血していた血液が擦過により外部に出てきたものなので，処置後に止血処置を要することは通常はない．処置にて出血を認める症例については少なくとも週に1回の処置を継続して行う．

COVID-19 後遺症に対する鼻咽腔処置（B スポット治療）の治療経験

2021 年 5 月以降 2022 年 4 月までの1年間にCOVID-19 後遺症を主訴に来院した症例は 23 例（男性 5 例，女性 18 例）であった．初診時の年齢分布を図5に示す．平均年齢は 41.8±10.6 歳（22〜59 歳）で女性に多い傾向を認めた．COVID-19 と診断されてから当院初診までの期間は療養期間が終わって間もない診断から1か月の受診がもっとも多かった（図6）．認められた罹患後症状（重複あ

り）を図7に示す．倦怠感がもっとも多く，次いで頭痛，嗅覚障害，肩こり，後鼻漏，咽喉頭違和感などの症状が多い傾向を認めた．また，認められた症状の数をみると複数の症状を伴っている症例が多かった．経鼻的，経口的に鼻咽腔処置（B スポット治療）を原則として週1回（可能な場合は週2回）実施した．COVID-19 罹患後には鼻咽腔炎を伴っていることが多いので，初診時の症状が嗅覚障害のみの症例にも処置を行い嗅覚障害に対する治療は通常どおりに行った．なお，アレルギー性鼻炎を認める症例については必要に応じ抗アレルギー薬（内服薬，点鼻薬）の投薬を行った．コロナ後遺症外来の担当医から処方（漢方薬，胃薬，亜鉛剤など）がある症例については服用を継続した．このうち① 嗅覚障害を主訴に来院し当院で経口ステロイド薬などの処方を行った症例，② 治療経過中に SARS-CoV-2 に再感染やワクチン接種により症状が悪化した症例，③ 初回治療後，来院しなかった症例を除外した 12 例（男性 2 例，女性 10 例）の治療経過を調査した．効果判定の基準は処置時の出血がなくなり問診で明らかな自覚症状の改善が確認された場合を効果ありとした．なお，初診時に出血を認めなかった症例については，治療により初診時の症状が改善した場合を効果ありとした．

結　果

初診時の鼻咽腔処置にて 23 例中 20 例（87%）が出血を認めた．出血を認めなかった3例中1例は，当院受診前にBスポット治療を行っている耳鼻咽喉科の受診歴があった．処置による出血は鼻咽腔の粘膜にうっ血を認めることを意味し，COVID-19 後遺症の症例は高頻度に鼻咽腔炎を伴っていることを示す結果であった．

治療経過を調査した 12 例の詳細を表1に示す．効果ありの症例は○，最終受診時に効果ありと判断し，その後来院しなくなった症例については◎で記載した．鼻咽腔処置により一時的に自覚症状の軽減はあるものの，改善には至らない症例につ

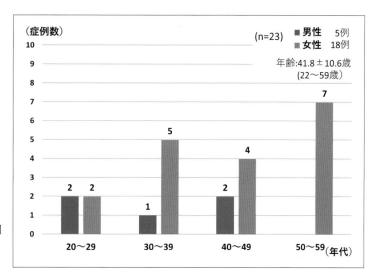

図 5.
COVID-19後遺症23例
の初診時の年齢分布

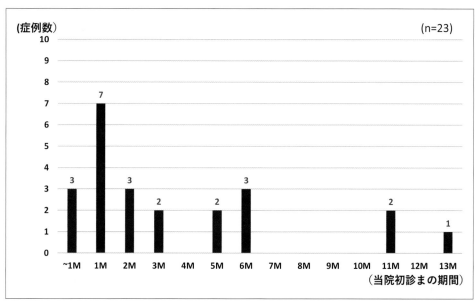

図 6. COVID-19 と診断されてから当院初診までの期間

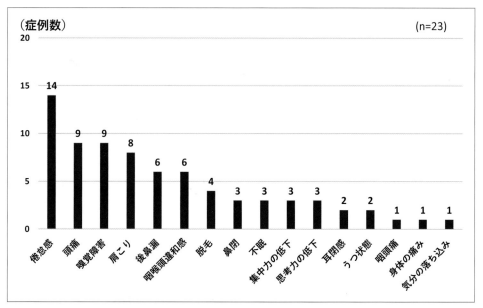

図 7. 認められた COVID-19 罹患後症状（重複あり）

表 1. 治療経過を観察できた COVID-19 後遺症 12 症例

症例	年齢	性	倦怠感	頭痛	嗅覚障害	肩こり	後鼻漏	咽喉頭違和感	咳	脱毛	鼻閉	不眠	耳閉感	うつ状態	咽頭痛	身体痛	アレルギー性鼻炎	初回処置で出血	治療期間	治療回数	治療効果	初診までの期間	継続通院中	備考
1	39	M					○							○			○	○	6か月	14	◎	5か月		うつ病あり
2	51	F	○	○	○		○											○	10か月	30	△	1か月	○	
3	34	F	○							○							○	なし	4→8か月	12	◎→△	2か月		
4	50	F	○	○	○										○		○	○	7か月	16	○	〜1か月		
5	45	M	○	○		○											○	○	1.5か月	10	○	5か月		
6	52	F	○	○		○								○		○	○	○	10か月	36	△	11か月		
7	36	F	○	○		○					○						○	○	1.5か月	8	◎	11か月		
8	34	F	○									○					○	○	1.5か月	26	△	6か月	○	過敏性腸炎
9	31	F	○														○	○	2か月	14	○	1年		
10	53	F	○	○	○		○	○	○								○	○	2か月	21	○	〜1か月	○	
11	47	F	○															なし	1.5か月	17	○	6か月	○	
12	31	F	○		○		○	○			○								3週間	3	○	〜1か月	○	

いては△で記載した．通常は処置時の出血がなくなり，自覚症状が改善した時点で治療は終了としている．自覚症状が出現したら再診するように患者には説明しているが，効果ありの6例については処置を継続していると体調が良いとの理由で現在も間隔をあけて治療を継続している．△で示した症例については，処置で出血を認めなくなっても倦怠感が改善せずに長期化している．うち2例は治療期間が1年近い．症例2については処置をすると一時的には倦怠感が軽くなるものの，治療効果は1日〜数日とのことであった．治療5か月で倦怠感が自覚的には50%位にまで軽減したとのことであった．症例3は一度体調が良くなり治療終了としたが，4か月後にまた調子が悪くなり治療を再開したものの倦怠感が持続している．症例6については治療2か月で身体痛が減り耳閉感が改善した．治療5か月で1日寝込むことはなくなった．処置するようになって明らかに症状は軽減してはいるが，処置後，1週間で労作後倦怠感が起こりやすくなるとのことだった．症例8については処置を3回行った時点でいくらか改善傾向にあったが，その後も胸の圧迫感，不眠，倦怠感を繰り返しており，主治医からは過敏性腸炎と診

断されている．これら4例については，治療効果の期間は一時的ではあるものの自覚症状の軽減を各自が感じている．完治には至らないが他に確実な治療法がないため，個々のQOLを上げるために希望に応じ処置を継続している．

鼻咽腔処置(Bスポット治療)の効果を認めた COVID-19後遺症の1例

症例 10：53 歳，女性

【現病歴】　2022 年 2 月に COVID-19 と診断された．罹患中に発熱，咽頭痛，咳嗽を認めた．

　その後，後鼻漏，のどに何かはりついたような違和感が常にあり，自宅療養を経て発症から3週間で当院を初診した．

【既往歴】　アレルギー性鼻炎，甲状腺機能低下

　初診時の上咽頭所見(処置前と処置直後)と喉頭所見を図8に示す．上咽頭後壁の粘膜に発赤腫脹，一部痂皮を伴う後鼻漏を認めた．喉頭には発赤などはなく少量の後鼻漏を認めるのみであった．経鼻的，経口的に同部位に鼻咽腔処置を行ったところ，処置直後に広範な出血が確認された．その後，週2〜3回，同様の処置を繰り返し行った．経時的にみた上咽頭の所見を図9に示す．治療5回後，

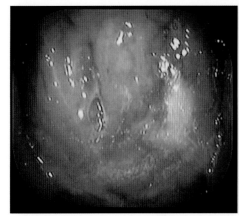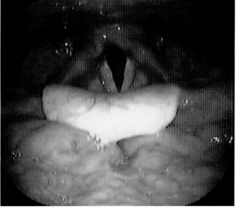

←鼻咽腔処置（経鼻的，経口的）

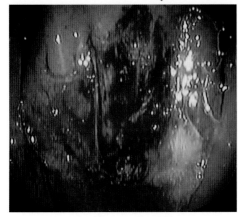

処置直後の上咽頭所見

図 8.
53 歳，女性の初診時の咽喉頭所見
上咽頭後壁の粘膜に発赤があり後鼻漏を認めた．喉頭には少量の後鼻漏を認める他，明らかな異常所見は認めなかった．鼻咽腔処置直後に広範な出血を認めた

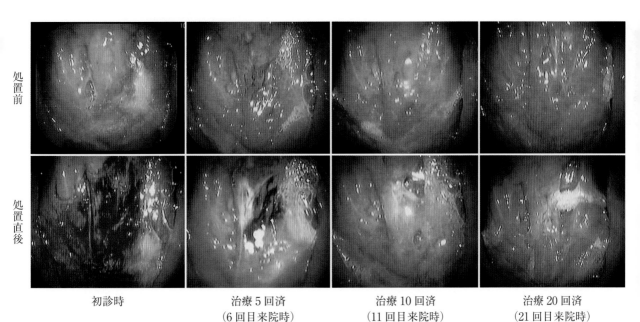

処置前

処置直後

初診時

治療 5 回済
（6 回目来院時）

治療 10 回済
（11 回目来院時）

治療 20 回済
（21 回目来院時）

図 9. 治療経過
原則として週 2 回，鼻咽腔処置を実施

6回目に来院した際の処置直後に一部出血を認めたが，出血を認めた範囲は初回の処置時より縮小していた．その後，処置時の出血は認めなかったが，11回目来院時，21回目来院時に上咽頭の後壁に少量の後鼻漏を認めた．通常の内視鏡所見で比較する限り，初診時と21回目来院時の処置前の上咽頭所見に大きな変化がみられない．この結果からも処置時の出血の有無は炎症の有無を判断するための大切な所見だと筆者らは考えている．なお，初診時と治療5回，10回，20回が済んだ際に，当院で使用している問診票（図10）で自覚症状の程度を調査した．この問診票の横線は 100 mm スケールになっており，各症状の重症度が数値化できるように工夫されている．その結果を図11に示す．治療回数を重ねるに従い，それぞれの症状が軽減していることがわかる．初診時の主訴であった喉に何かはりついたような違和感は治療20回が済んだ際の問診では消失した．また，本人の話では治療1か月で咳払いはしなくなったとのことであった．現在も後鼻漏の症状があるため間隔をあけて処置を継続している．

COVID-19 後遺症に対する
鼻咽腔処置（B スポット治療）の効果と限界

今回対象とした23例中20例（87%）が初診時の処置で出血を認め鼻咽腔炎を伴っていた．COVID-19の感染経路はウイルスが粘膜に付着することで感染する飛沫感染が多いので，発症した人達の多くに鼻咽腔炎を認めたことは予測どおりの結果であった．しかし，これはCOVID-19に限らず，感冒や季節性インフルエンザなどのウイルス感染後にも高頻度にみられる所見である．鼻咽腔炎のうち急性発症の鼻咽腔炎ついては，鼻咽腔処置を行うことで速やかに症状が改善する．この場合，後鼻漏も例外ではない．いわゆる感冒や季節性インフルエンザなどにより生じた急性鼻炎がこれに該当する．しかし，炎症が遷延して慢性の鼻咽腔炎に移行すると1回の処置では中々改善せず繰り返しの処置と時間を要する．感冒後，鼻の

奥の違和感，後鼻漏，痰絡みや咳がずっと続いているといった場合がこれに当てはまる．COVID-19の場合，急性期には隔離が必要であるため，対象とした23例も当院を初診したのは発症から1か月前後に集中していた．早めに来院した症例でも発症から3週間が経過していたので，処置で出血を認めた症例は，鼻咽腔炎が慢性に移行途中かすでに移行した状態であったものと思われる．

COVID-19の罹患後症状のうち，頭痛（鼻咽腔炎の放散痛による頭痛），咽頭痛，後鼻漏，痰絡み，痰絡みの咳，咽喉頭違和感，鼻閉，鼻汁，耳閉感，耳痛などの鼻咽腔炎による直接症状については，繰り返し鼻咽腔処置を行うことで局所の炎症が改善されれば一定の治療効果が得られる．ただし，後鼻漏については処置により一時的に改善されても時間が経つと症状を再発することが多い．以前，後鼻漏を主訴に来院して当院で鼻咽腔処置を行った結果，自覚症状の改善を認めた84例の経過を調査した際にも，45例（54%）が再発を認め37例（44%）が1年以上にわたり処置を希望して通院していた．この結果は後鼻漏を完治させることの難しさを示しているが，処置を継続することで一定の治療効果を維持することは可能である．今回，治療効果ありとした症例の中にも処置後，時間が経つと後鼻漏を自覚した症例があり，これらの症例には間隔をあけて現在も処置を行っている．

COVID-19の罹患後症状のうち，倦怠感は高頻度に認められる症状である．鼻咽腔処置には自律神経の正常化作用があることは前述のとおりで，倦怠感，頭痛（鼻咽腔炎の放散痛ではない頭痛），肩こり，めまい（浮遊感）などの自律神経症状に治療効果を認めることが多い．しかし，その効果は一時的であり持続時間にも個人差がある．低気圧の時に頭痛や倦怠感を訴えて来院する症例がその典型だが，これらの症例は処置で一時的に症状が軽減してもまた気象の変化などにより症状を再発し処置を希望して来院を繰り返している．今回，経過を調査できた12例のうち10例に倦怠感が認

B スポット治療　問診票　（　　　　　　　　　）

治療前　　治療5回後　　治療10回後　　　年　　月　　日
　現在の自覚症状の有無に〇をつけ，その程度に印（｜）をつけて下さい．
記入例　気にならない ━━━┼━━━気になる

1）　後鼻漏　（鼻汁がのどにおちる，鼻の奥に違和感）
　　　　あり（たまにある，時々ある，しばしばある，常にある）　なし
　　　　不快でない ━━━━━━━━━━━━━━━ 非常に不快
2）　鼻閉（鼻の奥がつまる）
　　　　あり（たまにある，時々ある，しばしばある，常にある）　なし
　　　　つらくない ━━━━━━━━━━━━━━━ 非常につらい
3）　咽頭違和感（異物感，痰の絡み，咳嗽）
　　　　あり（たまにある，時々ある，しばしばある，常にある）　なし
　　　　気にならない ━━━━━━━━━━━━━━ 非常に気になる
4）　頭痛（低気圧との関係　あり　なし　不明）
　　　　あり（たまにある，時々ある，しばしばある，常にある）　なし
　　　　つらくない ━━━━━━━━━━━━━━━ 非常につらい
5）　肩こり
　　　　あり（たまにある，時々ある，しばしばある，常にある）　なし
　　　　つらくない ━━━━━━━━━━━━━━━ 非常につらい
6）　全身倦怠感
　　　　あり（たまにある，時々ある，しばしばある，常にある）　なし
　　　　だるくない ━━━━━━━━━━━━━━━ 非常にだるい
7）　めまい（回転性，浮遊感）
　　　　あり（たまにある，時々ある，しばしばある，常にある）　なし
　　　　つらくない ━━━━━━━━━━━━━━━ 非常につらい
8）　不眠
　　　　あり（たまにある，時々ある，しばしばある，常にある）　なし
　　　　よく眠れる ━━━━━━━━━━━━━━━ 眠れない
9）　集中力の低下
　　　　あり（たまにある，時々ある，しばしばある，常にある）　なし
　　　　集中できる ━━━━━━━━━━━━━━━ 全く集中できない
10）思考力の低下
　　　　あり（たまにある，時々ある，しばしばある，常にある）　なし
　　　　考えられる ━━━━━━━━━━━━━━━ 全く考えられない
11）気分の落ち込み
　　　　あり（たまにある，時々ある，しばしばある，常にある）　なし
　　　　なし ━━━━━━━━━━━━━━━ 非常に落ち込む
＊これら全てを含めてのご自身の体調
　　　　良好 ━━━━━━━━━━━━━━━ 不良
＊コロナ後遺症の方は以下につきましてもご記入ください．
嗅覚障害　　よくわかる ━━━━━━━━━━━ 全くわからない
味覚障害　　よくわかる ━━━━━━━━━━━ 全くわからない

図 10. B スポット治療　問診票

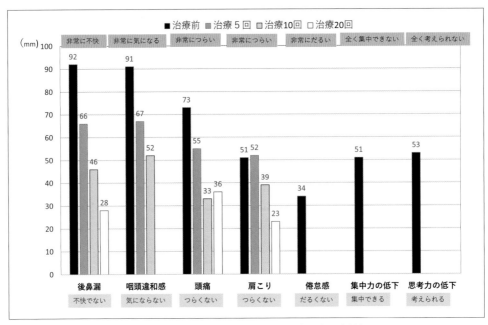

図 11. 問診による自覚症状の推移（53 歳，女性）

められた．倦怠感を認めた10例のうち8例は初診時の処置で出血を認めた．このうち5例については倦怠感が改善していたが，処置時の出血が認められなくなっても3例については倦怠感が完治には至らなかった．一方，倦怠感があって初診時の処置で出血を認めなかった2例のうち1例は，当院に来院する前に他の耳鼻咽喉科でBスポット治療を行っていた．このため，来院時には鼻咽腔炎がある程度改善していた可能性も考えられる．もう1例については現在も倦怠感が消失せずに通院中である．以上の結果と現在も継続している治療経験を併せて考えると，COVID-19罹患後症状のうち自律神経失調に関連する症状については，処置にて出血がある場合は出血がなくなるまでは処置を続けてみるべきだと思われる．鼻咽腔炎が消失して処置で出血を認めなくなった時点で自律神経症状も改善した場合は，局所の持続した炎症刺激が自律神経に及んだための症状であったものと思われる．しかし，出血がなくなっても倦怠感などの自覚症状が続く場合は，自律神経の調節障害を正常化させる作用という観点から処置を継続する．その結果，治療効果を認め本人が処置を希望するならば処置を継続する．現在，倦怠感が消失しない4例のうち2例は1年近くにわたり処置を

行っているが完治には至らない．他に適切な治療法がないので一時的にでも QOL を上げるために処置を継続してはいるが，これら4症例についてはすでに鼻咽腔処置の効果の限界に達していると感じている．

SARS-CoV-2 に感染すると，鼻咽腔の持続した炎症刺激により生じた自律神経失調の他にも，感染したことによる心理的ストレスが交感神経を優位にさせ結果として自律神経失調になっている可能性が考えられる[16]．また，後遺症が長期化すればするほど，改善しないことによるストレスが加わり患者はさらなる自律神経失調の症状を誘発する可能性も否定できない．COVID-19 後遺症の患者は現在の不調の原因がすべて SARS-CoV-2 の感染にあると受け止めており，感染後のストレスによる影響についての認識が薄いように思われる．COVID-19 後遺症の症状とされる倦怠感，身体痛，息苦しさ，不眠，下痢，便秘などはストレス関連疾患やうつの身体症状と重なる症状でもあるので[17)18)]，鼻咽腔炎が改善しても自律神経失調の関連症状が長期化している場合には，それぞれの専門医による治療の必要性を見極めながら対応していくことも必要だと日々の診療で感じている．

参考文献

1) 堀口申作：堀口申作のBスポット療法. 新潮社, 2018.

2) 堀口申作：内科医のための鼻咽腔炎—この不思議な疾患—：1-226. 金原出版, 1976.

3) 堀口申作：全身諸疾患と耳鼻咽喉科—特に鼻咽腔炎について—. 日耳鼻会報, **69**(4)：1-82, 1966.
   1)2)3)の Summary 鼻咽腔の炎症は, 頭痛, 後鼻漏, 咽頭違和感などの局所症状の他, 自律神経失調による症状と関連している.

4) 山崎春三：鼻咽頭症候群および症候と病理学的研究. 耳喉, **33**：97-101, 1961.

5) 大野芳裕：慢性上咽頭炎に対する上咽頭擦過療法の治療効果. 口咽科, **32**(1)：33-39, 2019.

6) Mogitate M, Sasaki Y, Komiyama A：Outcome of an outpatient specialty clinic for chronic epipharyngitis. Auris Nasus Larynx, **48**：451-456, 2021.

7) 厚生労働省：新型コロナウイルス感染症(COVID-19)診療の手引き. 別冊 罹患後症状のマネジメント (暫定版), 2021.

8) 原田茂雄：鼻咽腔炎に伴う自律神経症と指尖血管運動反射との関係について. 日耳鼻会報, **70**(4)：841-856, 1967.

9) 香取早苗：鼻咽腔炎の自律神経学的研究. 日耳鼻会報, **72**(9)：1728-1758, 1969.

10) 山田恭右：鼻咽腔刺激と 11-OHCS の動態について. 日耳鼻会報, **73**(2)：202-219, 1970.

11) 市川秀一：鼻咽腔炎と線維素溶解現象. 日耳鼻会報, **73**(2)：220-236, 1970.

12) 佐藤嘉洋：金属材料の抗菌性. 高温学会誌, **35**(3)：121-125, 2009.

13) 堀田 修：慢性上咽頭炎の関連が示唆される多彩な病態と上咽頭擦過療法に関する考察. 口咽科, **31**：69-75, 2018.

14) Louveau A, Simirnov I, Keyes TJ, et al：Structual and functional features of central nervous system lymphatic vessels. Nature, **523**：337-341, 2015.

15) Johnston M, Zakharov A, Papaiconomou C, et al：Evidence of connections between cerebrospinal fluid and nasal lymphatic vessels in humans, non-human primates and other mammalian species. Cerebrospinal Fluid Res, **1**：2-15, 2004.

16) 南谷晴之：疲労とストレス. バイオメカニズム学会誌, **21**(2)：58-64, 1997.

17) 更井啓介：うつ病, 身体的側面. 現代精神医学大系 躁うつ病 I. 中山書店, 1979.

18) 福永幹彦：機能性身体症候群. Jpn J Psychosom Med, **53**：1104-1111, 2013.

FAX による注文・住所変更届け

改定：2015 年 1 月

　毎度ご購読いただきましてありがとうございます．

　読者の皆様方に小社の本をより確実にお届けさせていただくために，FAX でのご注文・住所変更届けを受けつけております．この機会に是非ご利用ください．

◇ご利用方法

　FAX 専用注文書・住所変更届けは，そのまま切り離して FAX 用紙としてご利用ください．また，注文の場合手続き終了後，ご購入商品と郵便振替用紙を同封してお送りいたします．**代金が 5,000 円をこえる場合，代金引換便とさせて頂きます．**その他，申し込み・変更届けの方法は電話，郵便はがきも同様です．

◇代金引換について

　本の代金が 5,000 円をこえる場合，代金引換とさせて頂きます．配達員が商品をお届けした際に，現金またはクレジットカード・デビットカードにて代金を配達員にお支払い下さい(本の代金＋消費税＋送料)．(※年間定期購読と同時に 5,000 円をこえるご注文を頂いた場合は代金引換とはなりません．郵便振替用紙を同封して発送いたします．代金後払いという形になります．送料は定期購読を含むご注文の場合は頂きません)

◇年間定期購読のお申し込みについて

　年間定期購読は，1 年分を前金で頂いておりますため，代金引換とはなりません．郵便振替用紙を本と同封または別送いたします．送料無料，また何月号からでもお申込み頂けます．

　毎年末，次年度定期購読のご案内をお送りいたしますので，定期購読更新のお手間が非常に少なく済みます．

◇住所変更届けについて

　年間購読をお申し込みされております方は，その期間中お届け先が変更します際，必ずご連絡下さいますようよろしくお願い致します．

◇取消，変更について

　取消，変更につきましては，お早めに FAX，お電話でお知らせ下さい．

　返品は，原則として受けつけておりませんが，返品の場合の郵送料はお客様負担とさせていただきます．その際は必ず小社へご連絡ください．

◇ご送本について

　ご送本につきましては，ご注文がありましてから約 1 週間前後とみていただきたいと思います．お急ぎの方は，ご注文の際にその旨をご記入ください．至急送らせていただきます．2〜3 日でお手元に届くように手配いたします．

◇個人情報の利用目的

　お客様から収集させていただいた個人情報，ご注文情報は本サービスを提供する目的(本の発送，ご注文内容の確認，問い合わせに対しての回答等)以外には利用することはございません．

　その他，ご不明な点は小社までご連絡ください．

株式会社 全日本病院出版会

〒113-0033 東京都文京区本郷 3-16-4-7 F
電話 03(5689)5989　FAX03(5689)8030　郵便振替口座 00160-9-58753

Monthly Book
ENT**O**NI
エントーニ

FAX 専用注文書

年　月　日

「Monthly Book ENTONI」誌のご注文の際は，この FAX 専用注文書もご利用頂けます．また電話でのお申し込みも受け付けております．
毎月確実に入手したい方には年間購読申し込みをお勧めいたします．また
各号1冊からの注文もできますので，お気軽にお問い合わせください．

> バックナンバー合計
> 5,000円以上のご注文
> は代金引換発送

―お問い合わせ先―
㈱全日本病院出版会　営業部
電話 03(5689)5989　　FAX 03(5689)8030

□**年間定期購読申し込み**　**No.**　　から

□**バックナンバー申し込み**

No.	-	冊	No.	-	冊	No.	-	冊	No.	-	冊
No.	-	冊	No.	-	冊	No.	-	冊	No.	-	冊
No.	-	冊	No.	-	冊	No.	-	冊	No.	-	冊
No.	-	冊	No.	-	冊	No.	-	冊	No.	-	冊

□**他誌ご注文**

　　　　　冊　｜　　　　　冊

お名前	フリガナ　　　　　　　　　　　　　　㊞	電話番号

ご送付先	〒　　－　　　　　　　　　　　　　　　　　　　□自宅　　□お勤め先

領収書　無 ・ 有　（宛名：　　　　　　　　　　　　　）

FAX 03-5689-8030 全日本病院出版会行

年　月　日

住 所 変 更 届 け

お 名 前	フリガナ		
お客様番号		毎回お送りしています封筒のお名前の右上に印字されております8ケタの番号をご記入下さい。	
新お届け先	〒　　　　　都 道 　　　　　　府 県		
新電話番号	（　　　　　）		
変更日付	年　　月　　日より	月号より	
旧お届け先	〒		

※ 年間購読を注文されております雑誌・書籍名に✓を付けて下さい。
  ☐ Monthly Book Orthopaedics（月刊誌）
  ☐ Monthly Book Derma.（月刊誌）
  ☐ 整形外科最小侵襲手術ジャーナル（季刊誌）
  ☐ Monthly Book Medical Rehabilitation（月刊誌）
  ☐ Monthly Book ENTONI（月刊誌）
  ☐ PEPARS（月刊誌）
  ☐ Monthly Book OCULISTA（月刊誌）

FAX 03-5689-8030

全日本病院出版会行

Monthly Book ENTONI バックナンバー

通常号⇒ 本体 2,500 円＋税
※その他のバックナンバー，各目次等
　の詳しい内容は HP
　（www.zenniti.com）をご覧下さい.

Monthly Book ENTONI　No.278

2022 年 12 月 15 日発行（毎月 1 回 15 日発行）

定価は表紙に表示してあります.

Printed in Japan

発行者　　末　定　広　光
発行所　　株式会社　全日本病院出版会
　〒 113-0033 東京都文京区本郷 3 丁目 16 番 4 号 7 階
　　　　電話（03）5689-5989　Fax（03）5689-8030
　　　　郵便振替口座 00160-9-58753

印刷・製本　三報社印刷株式会社　　電話（03）3637-0005
広告取扱店　⒜日本医学広告社　　　電話（03）5226-2791

© ZEN・NIHONBYOIN・SHUPPANKAI, 2022